REFLEXOLOGIA PODAL

GROUND
livros para uma nova consciência

Osni Tadeu Lourenço

REFLEXOLOGIA PODAL

Primeiros Socorros
e
Técnicas de Relaxamento

5ª edição / 2ª reimpressão
São Paulo / 2014

Editora Ground

Copyright © 2002, Osni Tadeu Lourenço

COLABORAÇÃO: Carole André
REVISÃO: Veridiana Maenaka, Wagner Mello, Antonieta Canelas
ILUSTRAÇÕES: Vilma Schneider
EDITORAÇÃO ELETRÔNICA: Ediart
CAPA: Niky Venâncio

CIP-BRASIL. CATALOGAÇÃO-NA-FONTE
SINDICATO NACIONAL DOS EDITORES DE LIVROS, RJ

L935r
5.ed.

Lourenço, Osni Tadeu
    Reflexologia Podal (primeiros socorros e técnicas de relaxamento) / Osni Tadeu Lourenço ; [ilustrações Vilma Schneider]. 5.ed. - São Paulo : Ground, 2011.
    il.
    ISBN: 978-85-7187-172-4

    1. Reflexologia (Terapia). 2. Pés - Massagem. 3. Relaxamento. I. Título.

10-1250		CDD: 615.822
		CDU: 615.821
23.03.10	30.03.10	018218

Direitos reservados:
Editora Ground Ltda.

Vendas e distribuição:
Editora Aquariana Ltda.
vendas@aquariana.com.br / www.ground.com.br

Dedico este livro a todos os que se empenham em melhorar a qualidade de vida do próximo, seja ouvindo ou intervindo diretamente em seus corpos e mentes, a fim de alcançar tal qualidade.

A todos que lutam e acreditam num mundo melhor.

A todos que se dedicam a estudos e pesquisas, trilhando caminhos nunca percorridos.

A todos os genuínos autodidatas que contribuíram com seus esforços no desenvolvimento de povos e até de nações inteiras.

E finalmente a todos que receberam, usam e aprimoram constantemente o dom recebido da Arte de Curar.

Cada erro meu foi um degrau.

Cada acerto um impulso.

Mas foi subindo esses degraus que hoje vejo o que nunca vi antes.

Agradecimentos

Agradeço em primeiro lugar à Fonte de toda ciência, o Criador do céu e da terra, o Deus Altíssimo, pela vida e a sabedoria que me foram dadas e pela crença nas pessoas, na vida e no futuro.

Minha gratidão também a meu pai, Oswaldo (in memoriam), que, sem palavras mostrou que se orgulhava de mim, e cujas ações sempre mostraram que me amava, e a minha mãe, Clarice, que sempre acreditou em meu trabalho e incentivou meus esforços. Ela me ensinou o grande valor da humildade, da simplicidade e da fé, para que eu pudesse realizar meus sonhos e alcançar meus ideais.

Agradeço a minha amada esposa Kelly, que cedeu muito do seu tempo na revisão deste trabalho e que é fonte da minha paz e felicidade.

Agradeço de coração a meus filhos Thais Andressa e Osnizinho por terem me dado, com amor e sem cobranças, o tempo que lhes deveria ter ser dedicado, a fim de que eu pudesse terminar este livro, e pela felicidade que me proporcionam a cada dia, assim como a Glaucia, mãe dos meus filhos, que soube suprir a minha ausência temporária com muita dedicação.

Ao Prof. Hiroshi Kaneshiro, um agradecimento especial, por me ter aberto o mundo do aprendizado, ao me ensinar que aprendemos com o passado, com o presente e com o paciente.

Agradeço igualmente ao Prof. Matheus de Souza (in memoriam), que teve um papel muito grande na minha vida profissional. Uso até hoje os seus conhecimentos e exemplos de como ministrar cursos com qualidade.

Meu reconhecimento ao Prof. Imre Somogy por me confiar a tarefa de expandir o seu trabalho no Brasil e por ter colaborado com a anamnese inicial sobre a linguagem dos pés.

Agradeço ainda a todos os amigos e alunos, que me incentivaram a realizar este livro, bem como à Editora Ground, que acreditou em meu projeto e o acolheu com carinho e atenção.

A todos o meu "muito obrigado" de coração, e que Deus abençoe a cada um de vocês.

OSNI TADEU

Índice

Prefácio, 11

1. **REFLEXOLOGIA**, 15
    Reflexoterapia, 16
    Origens da Reflexologia, 17
       - O Princípio da Zonoterapia: Zonas Longitudinais e Transversais, 20

2. **INTRODUÇÃO À REFLEXOLOGIA PODAL**, 21
    Regiões Reflexas, 23
    Nomenclatura Básica dos Pés, 24
    Fatores de Manutenção da Saúde e Origem das Doenças, 25
    Mecanismo das Doenças, 27
    Teoria da Reflexologia Científica, 28

3. **LOCALIZAÇÃO DOS PONTOS E INTRODUÇÃO SOBRE ESTÍMULOS**, 31
    Conhecendo a Técnica, 31
    Como Localizar os Pontos, 32
    Os Estímulos, 33
    Pressão do Estímulo, 35
    Tempo do Estímulo, 36
    Razão dos Estímulos, 37
    Contra-Indicações ou Cuidados Especiais, 38
    Técnicas de Suporte, 39
    Como Aplicar os Estímulos, 41

4. **CONHECENDO AS ÁREAS E OS PONTOS**, 49
    Mapa: Áreas Reflexas (modelo), 50
    Mapa: Áreas Reflexas (para colorir), 51
    Como Estimular as Áreas, 52
       - Como Utilizar a Tabela: Áreas – Técnicas – Tempo, 54

Mapa: Pontos Reflexos (modelo), 57
Mapa: Pontos Reflexos (para colorir), 58
Como Estimular os Pontos, 59
   - Como Utilizar a Tabela: Pontos – Técnicas – Tempo, 60
Mapas e tabela para plastificar, 62

5. COMO TRATAR OS DISTÚRBIOS, 63
Tabela: Distúrbios – Áreas – Pontos, 64
Distúrbios: Exercícios para Completar e Colorir, 65

Exemplo:

Ansiedade, 67
Queimação no estômago, 68
Dor no nervo ciático, 69
Dor ou ardência ao urinar, 70
Dor de barriga, 71
Cólica menstrual, 72
Nariz entupido, 73
Desmaios, 74
Distúrbios menstruais, 75
Dor de cabeça, 76
Dor nas costas, 77
Dor de dente, 78
Dor de estômago, 79
Dor muscular, 80

Dor na nuca, 81
Dor nos ombros, 82
Dor nas pernas, 83
Esgotamento, 84
Gases, 85
Insônia, 86
Ânsia de vômito, 87
Dor de ouvido, 88
Intestino preso, 89
Retenção de líquidos, 90
Sonolência, 91
Tensão nervosa, 92
Tontura, 93
Torcicolo, 94

6. TÉCNICAS DE RELAXAMENTO, 95
Manobras de Relaxamento, 95
Usando a Zonoterapia, 101

A PERSISTÊNCIA - UMA HISTÓRIA, 103
UMA PALAVRA FINAL, 105
SOBRE O AUTOR, 107

Prefácio

Embora as técnicas conhecidas como alternativas, naturalistas ou complementares apresentem excelentes resultados, só devem ser praticadas por aqueles que pesquisam e levam muito a sério a "arte de curar". Hoje existem muitas escolas pioneiras em todo o país voltadas à continuidade das pesquisas a fim de obterem melhores resultados com o máximo de segurança possível.

Meu objetivo é passar alguns dos resultados que obtive nos estudos sobre a "arte de curar" através da "REFLEXOLOGIA". Este trabalho não tem por finalidade a formação de reflexologistas ou reflexoterapeutas, mas permitir que o leitor inicie os estudos nesta técnica, praticando a auto-ajuda e a ajuda a parentes, amigos e conhecidos.

Apesar dos resultados alcançados com a Reflexologia Podal, o que a torna uma técnica mundialmente conhecida, ainda não existem evidências sólidas de seu mecanismo. Muitas são as teorias que tentam explicar os bons resultados obtidos. Algumas dentro da linha oriental, com o conceito do "qi" (energia vital) que corre através dos meridianos, e outras dentro de uma visão mais holística.

No IOR (Instituto Prof. Osni Tadeu de Reflexologia e Pesquisa) adotamos uma teoria que une mecanismos do sistema nervoso e circulação sangüínea.

Sempre foi do meu interesse o uso da lógica em tudo que faço, buscando explicações que reforcem meu trabalho e ampliem os resultados, acelerando o processo de recuperação.

Por ter uma visão ocidental da Reflexologia, empreendi minhas pesquisas no campo da fisiologia e anatomia com o interesse de buscar respostas mais próximas da realidade.

Descobri o papel do Sistema Nervoso no controle e manutenção da saúde e logo ele se tornou um alvo para minhas pesquisas. Raciocinei: "Se o corpo é capaz de reconstituir um tecido ósseo ou eptelial, quando há um ferimento, logo ele deveria também curar uma úlcera, ou corrigir um mau funcionamento, o que provocaria uma cólica ou algo assim." Mas não é desta forma que sempre acontece. Por quê?

Concluí que o motivo poderia ser um sistema nervoso abalado. E o que poderia abalar o sistema nervoso central? As pressões do dia-a-dia, a má nutrição, a poluição, lesões e assim por diante. Este foi o início das minhas pesquisas.

Continuei buscando algumas partes que faltavam no quebra-cabeças e ventilei a possibilidade de bloqueios de sangue nos terminais nervosos e "curto-circuitos" nos terminais que impediam o fluxo da comunicação nervosa. Porém, ao consultar um especialista vascular sobre o assunto, vi que ainda faltava preencher algumas lacunas.

Tinha e tenho a certeza de que "bolsas de sangue" formavam o bloqueio no órgão reflexo e não "cristais" como se pensa até hoje (o termo "bloqueadores energéticos" ainda é utilizado nas outras teorias). Esta certeza veio após o uso de uma técnica milenar chamada sangria. Como eu era portador de enxaqueca, fiz a sangria em mim mesmo no ponto reflexo correspondente à doença e pude observar que o primeiro sangue que saía após a sangria era de cor muito escura, quase preto, como se fosse "sangue pisado" e ao continuar a tirar esse sangue, ele foi clareando até ficar vermelho bem vivo; assim, conforme ia mudando a cor do sangue, foi diminuindo a dor de cabeça, até que em dado momento ele coagulou e não saía mais nada quando o ponto era pressionado. O mais impressionante é que ao terminar o efeito da sangria, a dor desaparecera por completo. Então tive certeza do papel da circulação sanguínea nos bloqueios reflexos. Assim sendo, concluí que um órgão doente envia estímulos elétricos ao cérebro e este o envia aos pés. Quanto maior o sintoma, maior o impulso nervoso para terminais nervosos dos pés. Essa descarga elétrica "alta" nas pontas dos terminais gera um aumento de pressão nos capilares arteriais circunvizinhos, provocando assim o seu rompimento. Enquanto houver descargas "altas", permanece a atração sangüínea que cria uma espécie de bolha que, por sua vez, impede a comunicação nervosa. Quando esse sangue fica estagnado no local, começa a perder oxigênio, ficando cada vez mais escuro. Através de estímulos manuais, essas "bolhas" são espalhadas, e tendem a desaparecer. Há um impulso nervoso reativando a comunicação nervosa ora obstruída. A pressão dessas "bolhas" nos terminais é o que causa as dores encontradas nos pontos reflexos quando estimuladas. Uma das confirmações dessa minha teoria dá-se quando o paciente faz qualquer tipo de tratamento, alopático ou não, e a patologia melhora. Uma vez melhorado o órgão ou o tecido, essas descargas elétricas "altas" desaparecem, o sangue ali se espalha e, por um processo de absorção natural, envolve o sistema linfático e circulatório, fazendo com que as pressões sobre os terminais nervosos desapareçam e retorne a perfeita comunicação nervosa entre o cérebro, o órgão reflexo e o órgão comprometido. Logo, a dor no ponto reflexo desaparece indicando a recuperação.

Nos últimos quinze anos, tenho realizado várias pesquisas na área de fisiologia de modo a fundamentar minha teoria, e sua comprovação para os pesquisadores da área baseia-se em resultados obtidos, abreviação do tempo de terapêutica e **feedback** de mais de 10 mil pessoas que passaram por mim nestes anos de pesquisa.

Iniciei também o curso superior de Psicologia, o que me enriqueceu e muito me ajudou nas ampliações e inovações que venho realizando.

Quero deixar bem claro que não sou radical no que se refere à "arte de curar". Considero a Medicina ortodoxa de extrema importância, bem como seus estudos dos mecanismos das doenças, células, fisiologia, anatomia, enfim todo o complexo entendimento do organismo humano. Por outro lado, também percebo que os métodos de tratamento não ortodoxos, ou seja, as técnicas complementares como a Acupuntura, Quiropraxia e outras, têm tido resultados fantásticos, às vezes indo além das possibilidades da Medicina ortodoxa. Lembro-me de uma paciente que me procurou com um quadro de ciatalgia aguda. Após ficar internada por alguns dias sem alívio da dor, embora os médicos fizessem tudo ao seu alcance, foi informada de que "deveria conviver com aquela situação pelo resto da vida". Com apenas três aplicações de Reflexologia sua dor desapareceu totalmente.

Como esse, inúmeros outros casos chegaram ao meu consultório e, graças a Deus, e a técnicas como as da Reflexologia, os resultados foram surpreendentes.

O Autor

1.
Reflexologia

Reflexo – logia (do grego **logos** = conhecimento, estudo): estudo dos reflexos ou seja, a ciência que estuda os efeitos reflexos no organismo humano.

Embora a palavra Reflexologia seja conhecida internacionalmente para definir a Reflexologia Podal, ela é utilizada também para definir a Reflexologia Psíquica estudada por Ivan Petrovich (1849 – 1936) e Bechetev (1857 – 1927) e divulgada no Brasil pelo Dr. Hélio Lemos Lopes.

O desenvolvimento da Reflexologia Podal demonstrou que há regiões do corpo (plexos nervosos) que têm ligação claramente determinada com órgãos, sistemas e estados emocionais. Plexos nervosos são concentrações de terminações nervosas interligadas numa área específica. Quando estimulados corretamente, enviam e recebem informações dos órgãos a que são ligados, restabelecendo o seu funcionamento ideal e, por conseqüência, a saúde global do organismo.

Estão enquadradas nestes estudos da Reflexologia as técnicas de Auri-culoterapia (reflexo das orelhas), Quiropraxia (reflexo da coluna), Quiroreflexologia (reflexo das mãos) e Reflexoterapia Podal (reflexo dos pés), pois são regiões com alta concentração de plexos nervosos.

Neste livro abordaremos apenas a Reflexologia Podal, baseada na estimulação de áreas e pontos específicos dos pés.

Reflexoterapia

Reflexoterapia é a aplicação da Reflexologia. Embora, às vezes, seja erroneamente confundida com massagem nos pés, a Reflexoterapia é a técnica capaz de avaliar e tratar distúrbios físicos e emocionais por meio de estímulos em plexos nervosos relacionados ao órgão ou à característica emocional em tratamento.

Nos pés, há uma representação fiel de todo o organismo, havendo no mínimo um plexo capaz de estimular cada órgão ou víscera.

A Reflexoterapia traz diversos benefícios, tanto aplicada isoladamente como na potencialização de outros métodos. Tem sido usada com muito sucesso por fisioterapeutas, médicos, psicanalistas e por todos que trabalham pelo bem-estar físico e emocional de seus pacientes. A Reflexoterapia também tem se mostrado muito eficiente para o desenvolvimento do auto-conhecimento.

Para proporcionar tais resultados, a Reflexoterapia atua sobre o funcionamento do sistema nervoso (SN), eliminando acúmulos de sangue nos plexos nervosos dos pés. A técnica restabelece a comunicação perfeita do cérebro com o organismo. Quando forma-se um acúmulo de sangue em determinado plexo, verifica-se o comprometimento da função a que ele é interligado, causado por problemas na comunicação do sistema nervoso.

Eliminando interferências no sistema de **feedback**, a Reflexoterapia permite ao cérebro detectar com maior eficiência possíveis problemas no organismo e, por conta própria, iniciar o processo de defesa e recuperação.

Origens da Reflexologia

As origens da Reflexologia remontam à Antiguidade, quando as terapias de pressão eram reconhecidas como uma forma de medicina preventiva e terapêutica.

Embora não se saiba ao certo quando e como isso começou, as evidências indicam que a massagem terapêutica nos pés tem sido praticada por diversas culturas ao longo da história.

De acordo com uma teoria que goza de larga aceitação, a reflexologia nasceu na China há 5.000 anos.

Vários reflexologistas respeitados manifestaram sua crença nessa teoria, muito embora as evidências concretas sejam ambíguas. Todavia, as culturas egípcia e babilônica desenvolveram-se antes da chinesa, e o Egito contribuiu com uma valiosa evidência histórica.

O documento mais antigo que descreve a prática da reflexologia, foi encontrado em escavações no Egito. Essa evidência, um pictograma produzido em torno de 2.500 a 2.330 antes de Cristo, foi descoberto na tumba de Ankmahor, um médico egípcio, em Saqquaral.

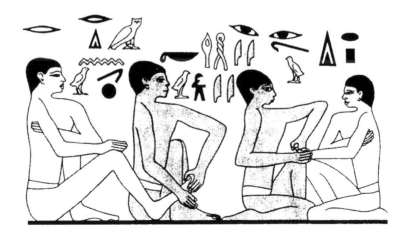

Uma forma de Reflexologia foi conhecida e praticada na Europa até o século XIV. A terapia por pressão era bem conhecida nos países da Europa Central e praticada pelos membros das classes trabalhadoras, que cuidavam das doenças da realeza e das classes superiores.

Os Drs. Adamus e A'tatis escreveram um livro sobre a Terapia por Zonas, que foi publicado em 1582. Em Leipzig, o Dr. Ball escreveu outro livro sobre o mesmo assunto, que foi publicado pouco depois do primeiro.

Em 1898 em Londres, Sir Henry Head demonstrou a existência daquilo que se tornaria conhecido como "zonas de hiperalgesia".

Na Rússia, Pavlov (1849-1936) desenvolveu a teoria dos reflexos condicionados, isto é: que existe uma relação simples e direta entre um estímulo e uma resposta. Os russos prosseguiram seu estudo sobre Reflexologia, tanto do ponto de vista fisiológico como psicológico. Eles utilizaram cientificamente técnicas da Reflexoterapia em pacientes com uma variedade de problemas e descobriram que a Reflexologia é um complemento eficaz da Medicina tradicional.

Simultaneamente, os alemães também estavam pesquisando o tratamento de doenças por meio de massagens. No final da década de 1890 e no início da década de 1900, as técnicas desenvolvidas na Alemanha, tornaram-se conhecidas como "massagem reflexa". Essa foi a primeira vez em que os benefícios dessas técnicas, foram creditadas a ações reflexas.

Os europeus expandiram as pesquisas iniciadas, todavia o crédito por colocar a moderna Reflexologia no mapa, pertence aos norte-americanos.

O Dr. William Fitzgerald, conhecido como o fundador da Terapia por Zonas, nasceu em Connecticut, Estados Unidos, em 1872. Formou-se em 1895 pela Universidade de Vermont e clinicou em hospitais de Viena e Londres.

Ele dividiu o corpo em zonas, que usava para fins de analgesia (tirar a dor). Aplicando pressão sobre uma parte específica do corpo, ele aprendeu a prever que outras partes do corpo seriam afetadas.

Mas as zonas dos reflexos dos pés, tão importantes para a moderna Reflexologia, não receberam atenção especial por parte de Fitzgerald.

Fitzgerald e suas teorias não foram recebidos com entusiasmo pela comunidade médica. Entretanto, o Dr. Joseph Shelly Riley e sua esposa Elizabeth, acreditaram em seu trabalho e usaram esse método durante anos. Riley aprimorou as técnicas e fez os primeiros diagramas e desenhos detalhados dos pontos reflexos localizados nos pés.

Fitzgerald, Bowers e Riley desenvolveram e aprimoraram a teoria da Terapia por Zonas, mas foi a assistente de Riley, Eunice Ingham, que provavelmente fez a maior contribuição para o surgimento da moderna Reflexologia. Foi através de sua incansável pesquisa e dedicação, que a Reflexologia tornou-se o que é hoje. Ela estabeleceu a distinção entre a Terapia por Zonas de maneira geral e o trabalho com os reflexos dos pés.

Eunice Ingham (1879-1974) é a mãe da moderna Reflexologia. Ela usou a Terapia por Zonas em seu trabalho, mas sentiu que os pés deveriam ser os alvos específicos devido a sua natureza altamente sensível. Ela os mapeou em relação às zonas e a seus efeitos sobre o restante da anatomia até chegar a produzir nos próprios pés um "mapa" de todo o corpo. O trabalho foi tão bem sucedido que sua fama disseminou-se e ela agora é reconhecida como a fundadora da Reflexologia dos Pés. Levou sua obra ao público leigo porque percebeu que as pessoas poderiam aprender as técnicas reflexológicas apropriadas e, assim ajudar a si mesmas, a suas famílias e amigos. Ela era convidada a falar em convenções e compartilhar seu conhecimento com pedicuros, massagistas, fisioterapeutas, naturopatas e osteopatas, e viajou pelos Estados Unidos, durante mais de 30 anos, ensinando seu método através de livros, diagramas e seminários a milhares de pessoas, inclusive membros da comunidade médica. Ela escreveu dois livros: *Stories the feet can tell* (Histórias que os pés podem contar), 1938, e *Stories the feet have told* (Histórias que os pés contaram), 1963.

A Teoria das Zonas é considerada a base da moderna Reflexologia dos Pés e a maioria dos reflexologistas usa a Terapia por Zonas como um útil complemento para o seu trabalho.

Na América Latina, a Zonoterapia e em seguida a Reflexologia foram trazidas a princípio ao Paraguai pela Missionária Margarida Gootaht, que passou a ensinar no Instituto Conaras. Vários brasileiros formaram-se neste Instituto e trouxeram a Reflexologia para o Brasil. Hoje, graças aos esforços destes pioneiros, a REFLEXOLOGIA está espalhada pelo mundo, sendo conhecida e utilizada em mais de 20 países representados por suas associações.

O Princípio da Zonoterapia:
Zonas Longitudinais e Transversais

O Dr. Fitzgerald usava a Zonoterapia para produzir efeitos analgésicos. Ele demonstrou a existência de dez *Zonas Longitudinais* que se estendem desde os dedos e os artelhos, até a cabeça. Cada zona corresponde a um dedo ou artelho específico. O polegar e o hálux (dedão do pé) pertencem à zona 1 e assim até o dedo mínimo e o quinto artelho que pertencem à zona 5.

Hanne Marquardt, terapeuta alemã, identificou originalmente as *Zonas Transversais*, dividindo-as em três partes: 1 – Cintura Escapular; 2 – Cintura; 3 – Cintura Pélvica, ou seja, quais partes do pé (delimitadas pelos ossos), se relacionam a tais partes do corpo.

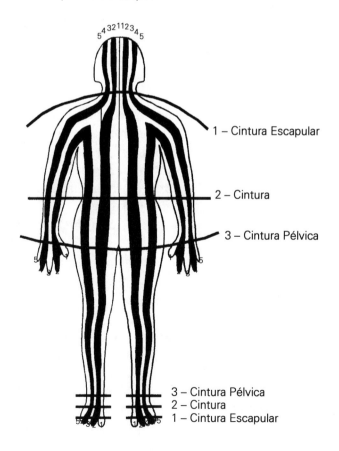

2.
Introdução à Reflexologia Podal

Durante os anos que se seguiram, pessoas como Eunice Inghan, aprofundaram seus estudos nos pés, criando os primeiros mapas reflexos.

Segue o princípio adotado para mapear os pés.

Princípio 1

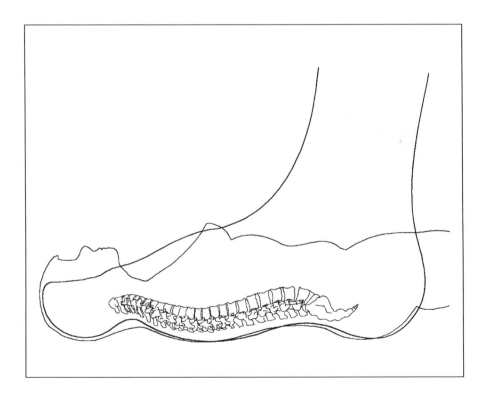

Princípio 2

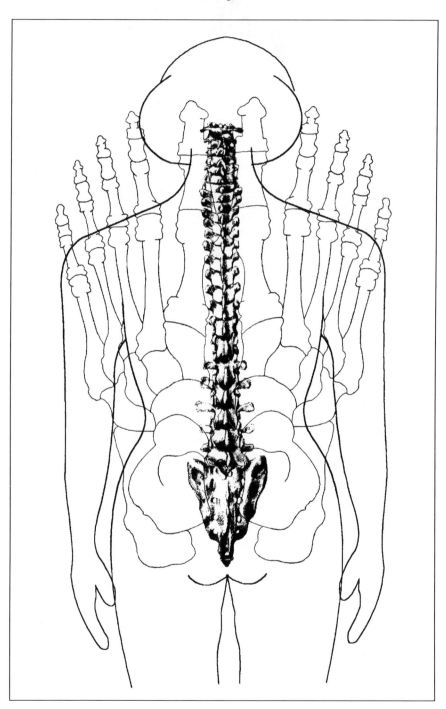

Regiões Reflexas

Usando o princípio da Zonoterapia Transversal que divide o pé em 3 partes, subdividimo-lo em 4 partes: 1- cabeça; 2- tórax; 3 – abdome; 4 – pélvis.

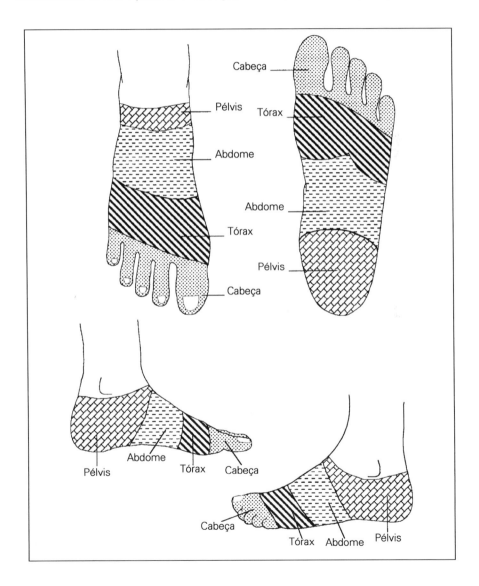

Nomenclatura Básica dos Pés

Para uma melhor compreensão do leitor, mostraremos no desenho abaixo, a nomenclatura utilizada neste livro para se denominar algumas áreas dos pés.

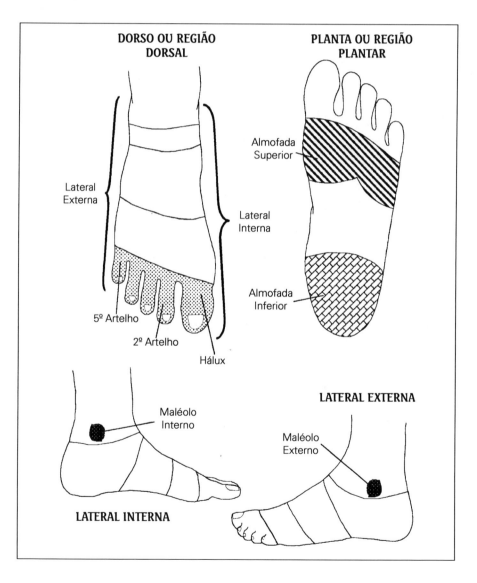

Fatores de Manutenção da Saúde e Origens das Doenças

Neste trabalho iremos nos concentrar na Reflexologia Podal sem, naturalmente, desmerecer os benefícios da Reflexologia das mãos.

Porém, antes de explicarmos como funciona a Reflexologia, é de extrema importância, conhecermos como se origina uma doença e como nos mantermos saudáveis.

Em cada célula existem vários agentes de manutenção da vida.

Um desses agentes responsáveis pelo metabolismo da energia nutridora (ATP) é a mitocôndria. Podemos comparar a mitocôndria como a "indústria" da célula. Se a célula precisar de mais energia para efetuar melhor suas tarefas, a mitocôndria se divide e, praticamente, dobra a quantidade da energia a ser utilizada. Se esse mecanismo fica debilitado, a célula começa a adoecer. Para que haja o restabelecimento adequado, dependemos do pleno funcionamento de outros sistemas.

Fatores a serem considerados:

1 – Uma boa alimentação e, consequentemente, uma boa digestão.

2 – Uma boa respiração, não só em caráter de funcionamento pulmonar, bem como em qualidade dos agentes inspirados e expirados diariamente.

Respiração e digestão são os dois fatores responsáveis pela matéria-prima da ATP.

3 – Uma boa distribuição de nutrientes e da troca de gases. Isto é feito através de um bom funcionamento do sistema circulatório.

4 – Uma boa comunicação do estado geral da célula com o centro de controle do corpo, o sistema nervoso. Ela é feita através de transmissão neuronal ou nervosa que se inicia na célula através das terminações nervosas.

5 – Um bom sistema de manutenção da célula, que envolve a retirada dos resíduos depositados nos interstícios celulares (espaços entre as células), papel este desempenhado pelo sistema linfático.

6 – Um sistema imunológico eficiente que defenderá o corpo contra agentes externos.

7 - Um ambiente de trabalho, familiar, pessoal e livre de estresse.

Se um conjunto de células forma um tecido, um conjunto de células doentes formará um tecido doente. Um conjunto de tecidos doentes criará um órgão doente; com um grupo de órgãos doentes, teremos um aparelho ou sistema doente e, assim, um indivíduo doente.

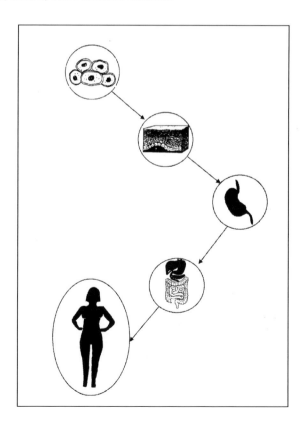

Mecanismo das Doenças

1 – O estômago perde as defesas contra os ácidos gástricos, gerando uma patologia.

2 – Comandos nervosos informam o cérebro da patologia via medula e o cérebro retorna a resposta em forma de sintomas, enviando agentes corretivos. Quando estes agentes corretivos não chegam ao órgão, instala-se a doença.

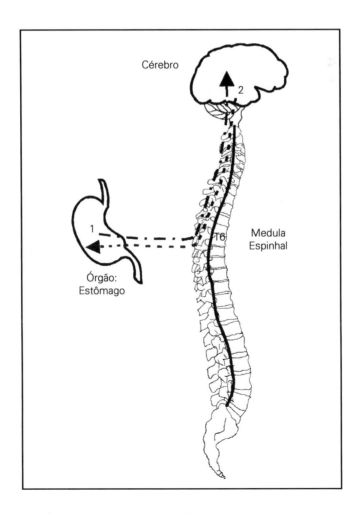

Teoria da Reflexologia Científica
(Autor: Osni Tadeu)

A teoria que adotamos, baseada no mecanismo do sistema nervoso e circulação sangüínea, explica que, quando há um processo patológico (doença), descargas elétricas fortes saem do cérebro através de canais eferentes, percorrem a coluna vertebral via medula, passando pela coluna lombar e descendo pelos nervos raquidianos das pernas até as terminações nervosas livres que se encontram nos pés. Por meio dessas descargas elétricas altas, criam um campo eletro-magnético que provoca o rompimento de microvasos ou capilares sangüíneos o que acaba gerando uma concentração sangüínea ao redor da terminação nervosa. Quanto maior é a quantidade de sinais que chegam ao cérebro comunicando uma disfunção orgânica, maior é a descarga elétrica enviada, via canais eferentes, aos pés. Estes sinais descem, via medula espinhal, da área lombar até às terminações nervosas livres localizadas nos pés.

Segundo minhas pesquisas recentes, essas descargas provocam dois efeitos: rompem microvasos sangüíneos e quebram a energia celular trifosfato de adenosina (ATP) em duas partes, monofosfato cíclico de adenosina (AMP) e difosfato de adenosina (ADP). Assim como ocorre nos casos de inflamação, onde são encontradas muitas cargas positivas, existe retenção de várias substâncias que geram edema e dor; o ADP liberado, em contato com essas descargas elétricas altas é consumido pelas moléculas ali presentes, e provoca a liberação de elétrons com cargas positivas (cátions). O acréscimo de cargas positivas atua como um imã que retém o sangue proveniente dos vasos rompidos junto às terminações nervosas nos pés, indicando a parte afetada do organismo que precisa ser cuidada pelo sistema nervoso central.

Muitas vezes, essas concentrações (ou bolsas de sangue) tornam-se perceptíveis até mesmo ao tato, dando a impressão de "cristais". Em contrapartida, quanto maior for a concentração de sangue, mais fortes são os sintomas das doenças, tanto físicas como emocionais.

Através dos estímulos dados a essas terminações nervosas dos pés, avalia-se, pela dor, a intensidade do distúrbio, dissolve-se as bolsas de sangue e restaura-se a comunicação — avisando ao cérebro, por meio de canais aferentes, que envie defesas (agentes corretivos) para fortalecer o organismo doente, e propiciar simultaneamente a melhora da circulação e o favorecimento da limpeza intersticial, restaurando o equilíbrio da saúde física e emocional.

Sintese da Reflexologia Fisiológica Podal praticada no IOR

1. O órgão (estômago), via medula, informa ao cérebro que está com **problema**.

2. Uma parte da informação volta, também via medula, do cérebro para o órgão sob a forma de **sintomas**.

3. A outra parte da informação desce do cérebro, saindo pela coluna lombar via medula, passando pelos nervos raquidianos das pernas até as terminações livres dos pés. Por meio de **descargas elétricas**, cria um campo eletromagnético que rompe alguns microvasos. O sangue desses vasos forma as concentrações sangüíneas (bolsas de sangue) em plexos nervosos que formam os pontos reflexos nos pés. Através dos **pontos reflexos** é possível avaliar se há algum **problema** no órgão.

4. **Estímulos** nos terminais nervosos, dos pés **dissipam** as concentrações sangüíneas, restaurando a **perfeita comunicação** entre órgão e cérebro e informando-o da necessidade de enviar **defesas** (agentes corretivos) para o órgão afetado, com isso, propiciando a melhora da **Saúde Física e Emocional**.

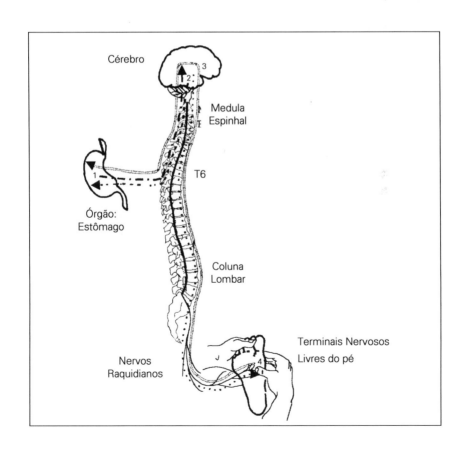

3.
Localização dos Pontos e Introdução sobre Estímulos

Uma grande preocupação dos iniciantes na Reflexologia, é a localização precisa de todos os pontos. Conhecendo-a, acreditam que basta simplesmente começar a apertar aqui e ali. Porém, essa não deve ser a primeira preocupação no seu aprendizado.

Existe um dito popular que diz: "Se não fizer bem, mal não pode fazer". A verdade é que este conceito está errado.

Note os seguintes exemplos:

– Massagem: se fizermos pouca pressão, não teremos resultado nenhum; contudo, se usarmos de muita pressão, poderemos estimular demais o paciente e a massagem terá o efeito contrário, podendo causar alguma lesão.

– Fitoterapia: existem doses certas a serem ingeridas por dia. A baixa dosagem não surtirá o efeito desejado e o uso excessivo provocará desarranjos orgânicos ou até uma grave intoxicação.

Conhecendo a Técnica

Vamos fazer algumas considerações sobre:

1 - Como localizar os pontos
2 - Os estímulos
3 - Pressão do estímulo
4 - Tempo do estímulo
5 - Razão dos estímulos

Para isso, precisamos esquecer um pouco a pressa e nos dispormos a aprender.

Como Localizar os Pontos

Partindo do princípio da Zonoterapia, o corpo foi dividido em dez zonas projetadas nos pés, como já explicado anteriormente. Contudo, esta regra não nos demonstra com precisão todos os pontos. Alguns deles foram descobertos pela experiência dos profissionais. Sendo assim, é comum encontrarmos vários mapas com diferentes interpretações e localizações para os mesmos órgãos, mas isso não quer dizer que não sejam obtidos bons resultados.

Nós nos orientamos pelos mapas baseados na anatomia e acrescentamos pontos extras. Nossos estudos e pesquisas nos permitiram localizar mais de 100 pontos e áreas até o momento. Alguns coincidem com estudos e mapas já conhecidos, outros não.

Obs: Os pontos e áreas demonstrados neste trabalho servem apenas como referência no tratamento de primeiros socorros das patologias ou sintomatologias apresentadas a seguir. Não iremos nos referir a órgãos específicos visto que, às vezes, são encontrados vários pontos reflexos de órgãos em uma mesma área. O leitor deverá usar de discernimento na localização destes, pois em todos os casos de um sintoma específico, os pontos ou áreas estarão doloridos ao receber os estímulos.

Os Estímulos

Como já considerado, não temos a intenção de sedar ou tonificar este ou aquele ponto. O objetivo é estimular as terminações nervosas dos pés através dos mais variados modos a fim de alcançar um bom resultado.

A melhor maneira de produzir tais estímulos é com o uso dos dedos, principalmente o polegar. A posição mais apropriada de aplicar esse estímulo deve consistir em uma pressão contínua ou alternada, que pode variar de 20 segundos a 3 minutos.

Técnicas com estímulos

1 – Com os dedos
2 – Com objetos
3 – Com suporte para reflexologistas
4 – Com aparelhos especializados

1 – Estímulos com os dedos

- Polegar
- Indicador
- Polegar e Indicador
- Indicador, Médio e Anular

2 – Estímulos com objetos

Consiste no uso de objetos que nos serão de grande ajuda não só no caso dos iniciantes que ainda não desenvolveram plena habilidade com os dedos, como também nos casos em que o pé do nosso paciente apresente uma pele mais resistente.

- Tubo de caneta comum (tipo Bic) ou lápis.
- Extremidade arredondada de caneta com diâmetro superior à meio centímetro (preferivelmente de material sintético resistente ou madeira).
- Rolinho de madeira de aproximadamente 15 centímetros de comprimento e 3 a 4 centímetros de diâmetro.
- Bolinha com 3 a 5 centímetros de diâmetro sintética, de aço, vidro ou borracha não flexível.

3 – Suporte para reflexologista

Desenvolvido especialmente para profissionais da área de Reflexologia.

4 – Estímulos com aparelhos especializados

Atualmente, tem-se feito uso também de outras formas de estímulos. Os últimos estudos consistem na utilização de:

- Eletroestimulação
- Estimulação eletromagnética
- Agulhas de acupuntura
- Raios laser
- Botas de compressão a vácuo

Convém salientar que o uso destes últimos estímulos cabe a profissionais que já têm experiência e domínio da técnica.

Obs: O IOR criou um kit completo para iniciantes ou profissionais que buscam alcançar melhores resultados com a Reflexoterapia.

Pressão do Estímulo

Como vimos anteriormente, a pressão exercida pode produzir efeitos indesejáveis em alguns casos. Lembro-me de uma aluna que aplicou a técnica para insônia em duas pessoas. No dia seguinte, ela comentou: "Não sei o que houve, apliquei a técnica em uma pessoa e ela dormiu como nunca. Utilizei a mesma técnica para o mesmo problema de insônia em uma segunda pessoa, que disse não ter conseguido dormir absolutamente nada". O que ocorreu neste caso foi que embora os estímulos fossem dados nos mesmos locais, a pressão exercida no segundo caso tinha sido exagerada, provocando efeito contrário ao esperado.

Por isso classificamos a pressão segundo o paciente e não segundo a força do terapeuta. Embora a média de pressão seja aproximadamente de três quilos com o polegar, isso não pode servir como regra.

Para facilitarmos o uso da pressão dividimos a dor em três categorias:

1 – A dor é insuportável (ao mais leve toque, a pessoa puxa o pé).
2 – Dói muito (mas a pessoa não puxa o pé. Dá para aguentar).
3 – Dói (mas pouco).

A pressão utilizada deverá ser sempre suportável ao paciente.

Quando um paciente reclama de um sintoma, os pontos reflexos dos pés, deverão estar doendo com apenas um estímulo de pressão média. Caso isso não ocorra, não deverá ser usada a força máxima, pois isso poderá ocasionar uma lesão no pé do paciente.

Os procedimentos adotados devem ser:

1 – Desbloquear a cervical [usando a técnica de como estimular a área com objetos ou suporte para reflexologista.
2 – Circundar todo o ponto reflexo a fim de encontrá-lo com maior precisão.

Uma vez localizado, observaremos que não será necessário o uso de muita força e o trabalho poderá seguir como explicado anteriormente.

As dores das terminações nervosas nos pés demonstrarão o grau da patologia ou sintomatologia. Pela dor poderemos saber a gravidade do problema. Quando ao menor toque encontrarmos a categoria 1 (ou seja, a pessoa puxar o pé), **não deveremos trabalhar a área.**

O aconselhável é encaminharmos o paciente à um Reflexoterapeuta para que, com uma avaliação mais adequada, ele possa recomendar um especialista. Com o acompanhamento deste, serão agilizados e potencializados os benefícios do tratamento.

Obs: Deve-se trabalhar com pressão até onde o paciente suportar. Isto significa que não podemos passar deste ponto, porém deve-se chegar até ele a fim de não se fazer apenas uma massagem nos pés.

Tempo do Estímulo

O tempo do estímulo também é muito importante, não somente na busca de melhores resultados, como também para evitarmos efeitos colaterais indesejados.

O estímulo das terminações nervosas varia de acordo com a área ou ponto a ser trabalhado e com a técnica empregada.

Pode levar de 20 segundos a 3 minutos, dependendo da categoria da dor e da área ou ponto estimulado.

Também podemos repetir um mesmo movimento de 6 a 9 vezes. Por exemplo:

Grau 2 → 9 vezes = (3+3+3)
Grau 3 → 6 vezes = (3+3)

Por exemplo: (3+3) – Pressione contando até 3, libere a pressão sem tirar o dedo do ponto e pressione novamente contando até 3.

Em casos crônicos de dores, deveremos diminuir um pouco a pressão para que seja confortável ao paciente e aumentar o tempo a ser trabalhado variando de 2 a 3 minutos em pontos específicos.

Razão dos Estímulos

Os estímulos farão com que o organismo reaja e comece a funcionar melhor. Como terapeutas precisamos conhecer os mecanismos de cada patologia, a fim de sabermos o que e quando estimular. No caso de primeiros socorros, os estímulos já estão padronizados e as áreas e pontos previamente marcados com a técnica e o tempo corretos para cada distúrbio especificamente.

A preocupação maior tem lugar a partir do momento em que começamos a tratar mais individualmente as patologias e suas causas. Neste caso deveremos ter um profundo conhecimento das doenças, suas manifestações (que órgãos estão envolvidos) e suas causas, a fim de estimularmos o local certo com a pressão correta e o tempo preciso.

A Reflexologia tem ajudado milhares de pessoas não só na sua análise de saúde física e comportamental, mas também no tratamento destas, com resultados excelentes. Através deste trabalho, pretendemos iniciar os leigos e aprimorar quem já está na área, sem especificar, contudo, os pontos correspondentes aos órgãos nos pés neste momento.

Contra-Indicações ou Cuidados Especiais
(Tópico importante)

Nas situações abaixo deverá ser evitado o uso da Reflexologia, exceto por reflexoterapeutas experientes.

– Gravidez

– Fraturas ou Lesões Recentes nas Áreas

– Varizes expostas

– Tromboflebites

– Quadros de Dermatite

– Quadro Crônico de Doença Degenerativa

– Em Diabéticos

– Em Cardíacos com Marca-passo

Técnicas de Suporte

Existem algumas formas para se segurar o pé, de maneira a dar apoio, conforto e segurança ao paciente.

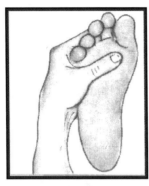

1 – Segure o pé sempre com firmeza, transmitindo segurança, sem apertá-lo para não machucar o paciente.

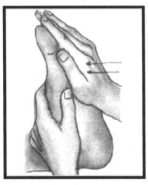

2 – Apoie sua mão na região plantar do pé, inclinando-a suavemente em direção à pessoa, e use sua outra mão para estimular a área ou o ponto.
A mão que dá apoio fica na mesma direção do pé trabalhado, ou seja, o seu 5º dedo apoia o 5º artelho e o indicador apoia o 2º artelho. Inverta a mão para trabalhar o outro pé.

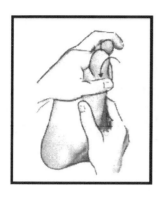

3 – Todas as vezes que for trabalhar a área 11, ou seja, a área gastrointestinal, apoie seus dedos médio, anular e mínimo por sobre os 4 artelhos, sem incliná-los para trás, e com seu indicador entre o 2º artelho e o hálux, puxe o hálux em sua direção com suavidade, apenas para liberar o tendão, que passa na região plantar do pé nesta direção. Aí sim, você poderá trabalhar com seu outro polegar nessa área, sem ter o perigo de lesionar o tendão.

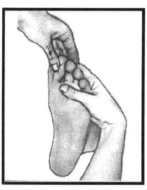

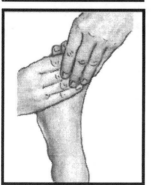

4 – Quando estiver estimulando qualquer ponto com 1 dedo, dê sustentação por trás com os outros dedos da mesma mão, ou com a outra mão, ou ainda com as duas, uma sobre a outra. Isso dará um apoio maior ao ponto estimulado, e evitará que você faça força e machuque o pé do paciente.

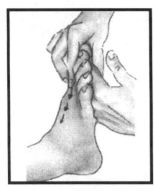

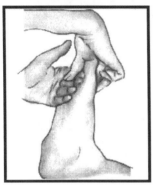

5 – Ao estimular a área dorsal do pé, para evitar pressionar qualquer outro ponto da região plantar com seu polegar, use sua outra mão como sustentação, apoie seu polegar sobre ela e empurre o pé gentilmente em direção ao paciente.

Como Aplicar os Estímulos

Os estímulos podem ser aplicados com os dedos das mãos, objetos e suportes para reflexologistas. Através de ilustrações e explicações, ensinaremos a melhor maneira de estimular uma área ou um ponto reflexo.

Estímulos com os dedos, não devem ser feitos com unha comprida, pois poderão causar lesões na pele.

Como Aplicar Estímulos com o Dedo:
A – Polegar

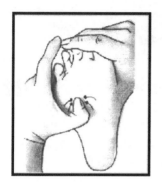

1 –**Alavanca** – Dobre o polegar em um ângulo de 90º, pressione o ponto ou área, dando suporte com os outros dedos na área oposta àquela estimulada. Esta pressão pode ser constante ou com movimentos alternados de "pressiona, solta, pressiona, solta".

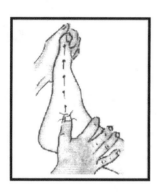

2 – **Minhoca** – Coloque o polegar sobre a área e flexione-o em um ângulo de 90º, fazendo com que a mão caminhe para frente. Ela fica firme, enquanto o polegar desliza com pressão até ficar esticado novamente. Repita, deixando a mão solta, e deslize o polegar, formando novamente um ângulo de 90º com pressão, leve a mão junto e caminhe sobre toda a área.

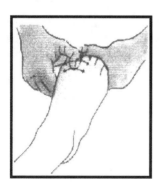

3 –**Balancinho** – Dobre o polegar em um ângulo de 90º, coloque-o fixo no ponto e faça movimentos de vai-e-vem de uma lateral à outra da unha.

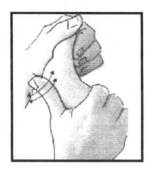

4 – Articulação Palmar – Com o polegar bem esticado, pressione a articulação palmar contra o ponto ou área a ser estimulada, fazendo um leve balanço, sem tirá-lo do local.

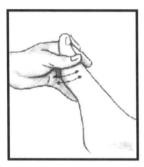

5 – Lateral Externa da Articulação – Use o indicador como apoio, comprima com a articulação lateral externa do polegar contra o indicador, fazendo movimentos de vai-e-vem, imitando um "serrote".

Como Aplicar Estímulos com o Dedo:
B – Indicador

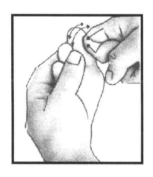

1 – Articulação Dobrada – Dobre o indicador e com a articulação pressione diretamente o ponto. Pode também fazer um suave balancinho e ainda uma pequena rotação, sem tirar o dedo do local.

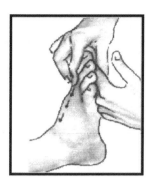

2 – Minhoca – Coloque o indicador sobre a área e flexione-o num ângulo de 90º, fazendo com que a mão caminhe para a frente. Ela fica firme, enquanto o indicador desliza com pressão até ficar esticado novamente. Repita, deixando a mão solta, e deslize o polegar, formando novamente um ângulo de 90º com pressão. Leve a mão junto e caminhe sobre toda a área.

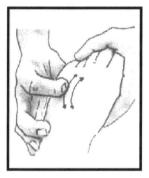

3 – Balancinho – Dobre o indicador em um ângulo de 90º, coloque-o fixo no ponto e faça movimentos de vai-e-vem de uma lateral à outra da unha.

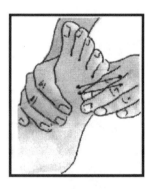

4 – Serrote – Comprima a articulação interna do indicador na área a ser trabalhada com movimento de vai-e-vem.

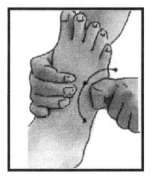

5 – Abridor de Lata – Use a articulação interna do indicador. Contraia em direção ao polegar e faça movimentos de rotação, como se estivesse dando leves beliscões.

Como Aplicar Estímulos com os Dedos:
C – Polegar e Indicador

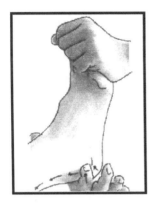

1 – **Beliscão** – Use a ponta do polegar e a ponta do indicador para apertar a área a ser estimulada, como se fosse unir os 2 dedos.

D – Indicador, Médio e Anular

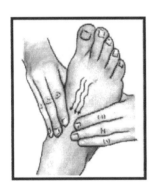

2 – **Minhoca** – Dobre os 3 dedos juntos sobre a área, fixe a mão e deslize os dedos, esticando-os. Dobre novamente os dedos e leve a mão para a frente. Fixe-a e deslize novamente os dedos, esticando-os outra vez até cobrir toda a área a ser estimulada.

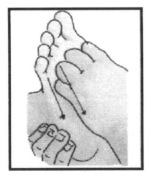

3 – **Articulações Dobradas** – Com o punho fechado, deslize com pressão as articulações dobradas dos 3 dedos, sobre a área a ser estimulada.

Como Aplicar Estímulos:
Com Objetos

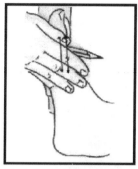

1 – Lápis ou Tubo de Caneta – Coloque o lápis perpendicularmente à lateral interna do pé e levemente inclinado para o dorso até atingir o local mais dolorido. Em seguida, deslize ou role o objeto sobre a área a ser estimulada.

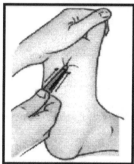

2 – Ponta Arredondada da Caneta – Coloque a ponta arredondada da caneta no ponto e pressione-a ou deslize, fazendo movimentos de rotação sobre a área a ser estimulada.

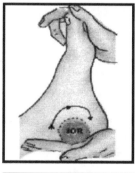

3 – Bolinha – Pressione-a fazendo movimentos de rotação sobre a área a ser estimulada.

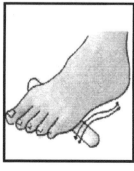

4 – Rolinho de Madeira – Coloque-o sobre um tapete ou uma área não escorregadia. Apoie-se com uma das mãos e flexione levemente a perna do pé que vai ser estimulado, colocando todo seu peso em cima do rolinho e rode para frente e para trás.

Como Aplicar os Estímulos:
Com Suporte para Reflexologista

Utilize-o para substituir o lápis, ponta arredondada da caneta ou dedos.

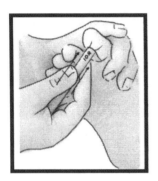
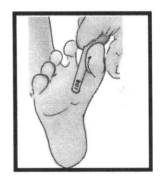
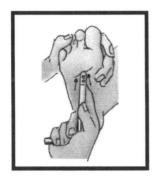
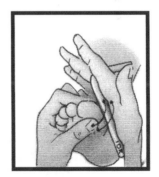

4.
Conhecendo as Áreas e os Pontos

Durante os últimos anos, estudamos áreas e pontos que, quando trabalhados em conjunto, fornecem resultados mais rápidos e satisfatórios no alívio dos sintomas. O resultado é um mapa de orientação introdutório que visa, principalmente aos leigos.

Nas próximas páginas, o leitor encontrará um mapa-modelo e outro mapa em branco para colorir.

Use sua imaginação para escolher as cores e aprenda divertindo-se.

Resgatando-se

Quem de nós, não sente um bem-estar imenso ao receber um abraço forte de uma criança? Ou quem não se sente emocionado ao ver uma criança bater palmas de felicidade? E como nos fazia bem quando ganhávamos uma caixa de lápis de cor e pintávamos os mais simples desenhos! Era gratificante ver o resultado no final daquela pintura!

Neste livro, propomos a todos o resgate de pelo menos uma dessas formas de volta à infância: pintaremos cada área a ser utilizada no trabalho de Reflexologia, como técnica de memorização.

Também não deveremos esquecer de bater palmas ou de dar fortes abraços nos momentos propícios, como manifestação de alegria e de agradecimento.

Mapa: ÁREAS REFLEXAS (Modelo)

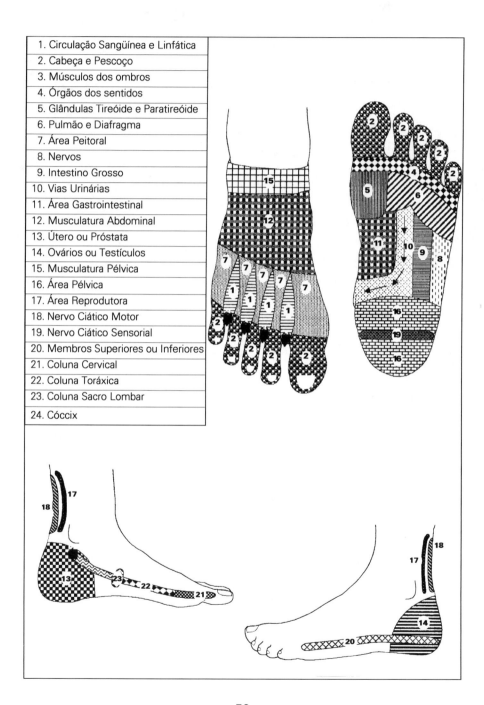

1. Circulação Sangüínea e Linfática	
2. Cabeça e Pescoço	
3. Músculos dos ombros	
4. Órgãos dos sentidos	
5. Glândulas Tireóide e Paratireóide	
6. Pulmão e Diafragma	
7. Área Peitoral	
8. Nervos	
9. Intestino Grosso	
10. Vias Urinárias	
11. Área Gastrointestinal	
12. Musculatura Abdominal	
13. Útero ou Próstata	
14. Ovários ou Testículos	
15. Musculatura Pélvica	
16. Área Pélvica	
17. Área Reprodutora	
18. Nervo Ciático Motor	
19. Nervo Ciático Sensorial	
20. Membros Superiores ou Inferiores	
21. Coluna Cervical	
22. Coluna Toráxica	
23. Coluna Sacro Lombar	
24. Cóccix	

Mapa: ÁREAS REFLEXAS (Para Colorir)

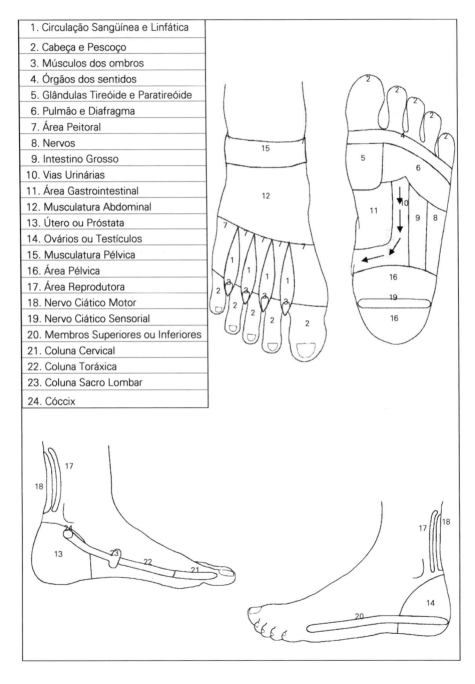

Como Estimular as Áreas

Depois de aprender a Usar os estímulos, você vai entender como estimular as áreas.

1 – Circulação. Use a "minhoca" ou a bolinha, iniciando nos artelhos em direção ao tornozelo.

2 – Cabeça e Pescoço. Massageie, tracione (puxe fazendo uma leve rotação) e friccione todos os artelhos, tanto no dorso quanto na área plantar.

3 – Músculos dos Ombros. Belisque pegando o dorso e a planta do pé, puxando para fora dos artelhos até o indicador e o polegar se encontrarem.

4 – Órgãos dos Sentidos. Com movimento de "minhoca" inicie no 5º artelho em direção ao hálux.

5 – Tireóide. Trabalhe toda a área, dando atenção, principalmente, à linha divisória com as áreas 6 e 11. Na divisão com a área 11, use a articulação do polegar e no restante da área, utilize a "minhoca".

6 – Pulmão. Utilize a "minhoca" ou deslize com pressão em toda a extensão da almofada superior, partindo da direção do calcanhar para os artelhos.

7 – Área Peitoral. Com todos os dedos, faça a "minhoca" de uma lateral à outra, cobrindo toda a área a ser trabalhada.

8 – Nervos. Utilize a "minhoca" partindo da direção do calcanhar para os artelhos dentro da área delimitada.

9 – Intestino. Utilize a "minhoca" partindo da direção do calcanhar para os artelhos dentro da área delimitada.

10 – Urinário. Utilize a "minhoca", partindo da direção dos artelhos para o calcanhar, seguindo as setas dentro da área delimitada.

11 – Gástrico. Utilize a "minhoca" partindo da direção do calcanhar para os artelhos dentro da área delimitada.

12 – **Musculatura Abdominal.** Com todos os dedos faça a "minhoca" de uma lateral à outra, cobrindo toda a área a ser trabalhada.

13 – **Útero ou Próstata.** Utilize a "minhoca" partindo da direção do calcanhar para o tornozelo, ou use a bolinha fazendo rotação na área delimitada.

14 – **Ovários ou Testículos.** Utilize a "minhoca" partindo da direção do calcanhar para o tornozelo, ou use a bolinha fazendo rotação na área delimitada.

15 – **Musculatura Pélvica.** Utilize a "minhoca" de uma lateral a outra.

16 – **Área Pélvica.** Utilize a "minhoca", ou deslize os "objetos" com pressão em toda a área.

17 – **Reprodutor.** Com o indicador e o polegar, faça o "beliscão", subindo do calcanhar para a perna entre o músculo e o tendão (dentro da canaleta), até não senti-la mais (1/3 da perna, aproximadamente).

18 – **Ciático Motor.** Use o "beliscão" na extensão do tendão na perna, até não senti-la mais (1/3 da perna, aproximadamente).

19 – **Ciático Sensorial.** Utilize a "minhoca" de uma lateral para a outra do calcanhar.

20 – **Membros Superiores ou Inferiores.** Utilize a "minhoca", com início no 5º artelho em direção ao calcanhar.

21– **Coluna Cervical.** Após achar o ângulo mais dolorido, role "objetos" em movimentos de vai-e-vem, ou ainda, use a articulação externa do polegar contra o indicador com o hálux entre eles.

22 – **Coluna Toráxica.** Procure o maior ângulo de dor e role "objetos" em movimento de vai-e-vem sobre a área.

23 – **Coluna Sacro Lombar.** Procure o maior ângulo da dor e role "objetos" em movimento de vai-e-vem sobre a área, concentrando a pressão no local mais dolorido (na maioria dos casos está exatamente no ponto 23).

24 – **Cóccix.** Use a "alavanca", ou a articulação dobrada do indicador, em movimento de rotação sobre a área.

Como Utilizar a Tabela:
Áreas _ Técnicas _ Tempo

Para cada área a ser estimulada, você encontrará algumas opções de técnicas, e o tempo ou o número de vezes em que deverá estimular cada uma delas.

EXEMPLO:
Distúrbio: **AZIA**

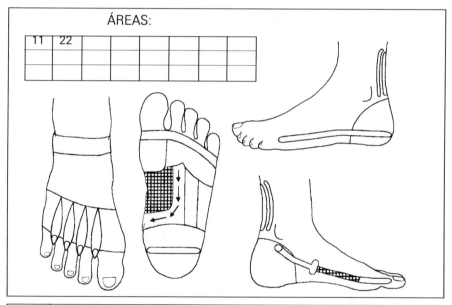

Áreas	Técnicas	Tempo
11	1 – Polegar em forma de "minhoca" ou 2 – Deslizar com suporte para reflexologista ou 3 – Deslizar com a extremidade arredondada da caneta ou 4 – Rolar o pé sobre o rolinho de madeira no chão	6 vezes
22	1 – Polegar em forma de "minhoca" ou a lateral externa da articulação do polegar ou 2 – Rolar o tubo de caneta ou lápis ou 3 – Rolar o suporte para reflexologista 4 – Extremidade arredondada da caneta (deslizar)	30 segundos

Áreas	Técnicas	Tempo
1	1 – Indicador (minhoca) 2 – Bolinha (rotacionar)	6 vezes em cada região
2	1 – Massagear, friccionar e tracionar todos os dedos	30 segundos em cada dedo
3	1 – Beliscão	6 vezes
4	1 – Polegar (minhoca) 2 – Suporte para reflexologista (deslizar) 3 – Extremidade arredondada da caneta (deslizar)	6 vezes
5	1 – Polegar (minhoca e articulação palmar) 2 – Suporte para reflexologista (deslizar) 3 – Extremidade arredondada da caneta (deslizar)	1 minuto
6	1 – Polegar (minhoca) 2 – Suporte para reflexologista (deslizar) 3 – Extremidade arredondada da caneta (deslizar)	1 minuto
7	1 – Dedos: indicador, médio e anular (minhoca)	6 vezes
8 9 10 11	1 – Polegar (minhoca) 2 – Suporte para reflexologista (deslizar) 3 – Extremidade arredondada da caneta (deslizar) 4 – Rolinho de madeira (rolar no chão)	6 vezes
12	1 – Dedos: indicador, médio e anular (minhoca)	6 vezes
13 14	1 – Polegar (minhoca) 2 – Dedos: indicador, médio e anular (minhoca) 3 – Bolinha (rotacionar)	30 segundos
15	1 – Polegar (minhoca) 2 – Indicador e anular (minhoca)	6 vezes
16	1 – Polegar (minhoca) 2 – Todos os dedos (articulação dobrada) 3 – Suporte para reflexologista (deslizar) 4 – Extremidade arredondada da caneta (deslizar)	1 minuto
17	1 – Beliscão	6 vezes
18	1 – Beliscão 2 – Rolinho de madeira (rolar)	6 vezes

Áreas	Técnicas	Tempo
19	1 – Polegar (minhoca) 2 – Indicador (articulação dobrada) 3 – Suporte para reflexologista (deslizar) 4 – Extremidade arredondada da caneta (deslizar)	1 minuto
20	1 – Polegar (minhoca) 2 – Indicador (minhoca e abridor de lata) 3 – Tubo de caneta ou lápis (rolar) 4 – Suporte para reflexologista (rolar)	30 segundos
21 22	1 – Polegar (minhoca e lateral externa da articulação) 2 – Tubo de caneta ou lápis (rolar) 3 – Suporte para reflexologista (rolar)	30 segundos
23	1 – Polegar (minhoca, alavanca e articulação palmar) 2 – Indicador (articulação dobrada) 3 – Tubo de caneta ou lápis (rolar) 4 – Suporte para reflexologista (rolar)	30 segundos
24	1 – Polegar (alavanca) 2 – Indicador (articulação dobrada)	30 segundos

Mapa: PONTOS REFLEXOS (Modelo)

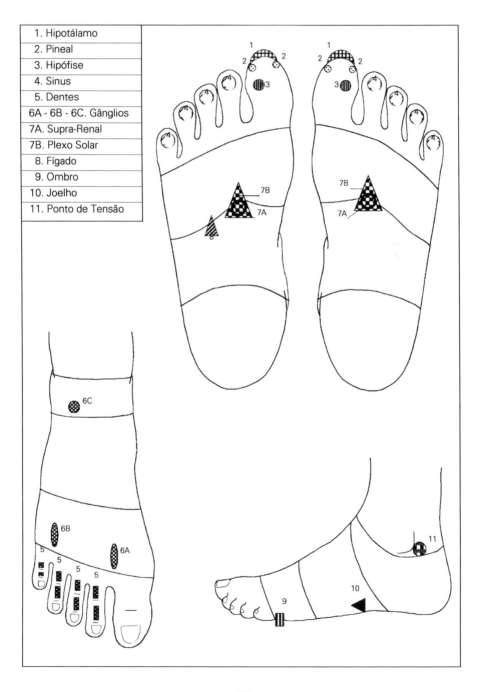

Mapa: PONTOS REFLEXOS (Para Colorir)

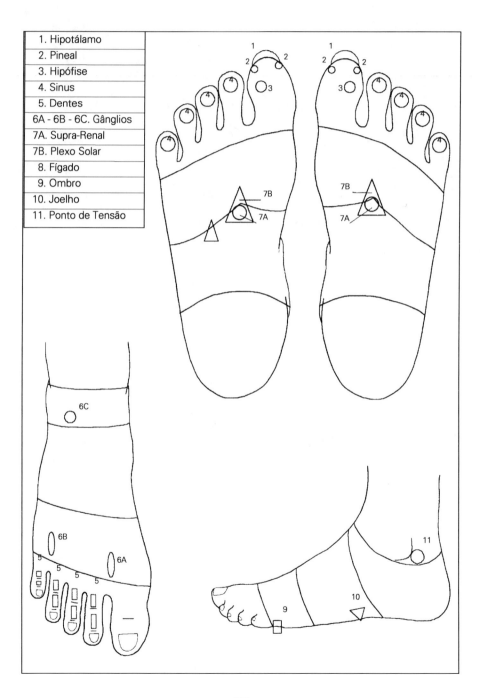

Como Estimular os Pontos

Com pressão:

1 – Firme e gradual até o máximo suportável da dor.
2 – Intermitente (pressiona, solta, pressiona, solta, pressiona, solta...)
3 – Balancinho

Excepção:

Os pontos 7B e 8 que devem ser trabalhados da seguinte forma:

– Pressione em um ângulo reto por 20 a 30 segundos e em seguida projete para cima em direção aos artelhos por mais 20 a 30 segundos.

Lembrete:

Estas são apenas sugestões práticas de como alcançar os estímulos necessários para ter sucesso neste trabalho. Cada leitor poderá desenvolver sua própria maneira de estimular, desde que:

1º – Não machuque o paciente.

2º – Alcance a margem de dor suportável de cada pessoa a fim de eliminar o máximo possível as obstruções do sistema nervoso nos pés, para obter o alívio dos sintomas.

3º – Não esqueça que cada pessoa é diferente da outra, portanto, o limiar de dor de uma, é diferente do limiar de dor da outra.

Como Utilizar a Tabela:
Pontos – Técnicas – Tempo

Para cada ponto a ser estimulado, você também encontrará algumas opções de técnicas a serem utilizadas, e o tempo necessário para a sua estimulação.

EXEMPLO:
Distúrbio: **AZIA**

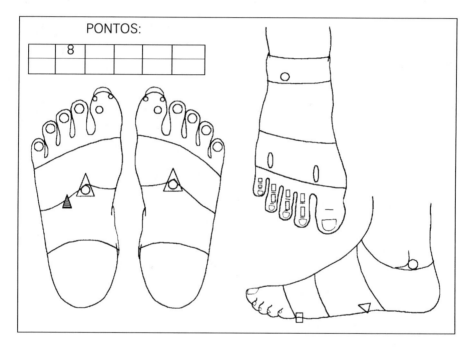

Pontos	Técnicas	Tempo
8 (Estimular em ângulo reto e depois projetado para cima em direção aos artelhos)	1 – Polegar em forma de alavanca **ou** 2 – Pressionar com a articulação dobrada do indicador **ou** 3 – Pressionar com a ponta do suporte para reflexologista **ou** 4 – Pressionar com a extremidade arredondada da caneta	**Reto:** 20 a 30 segundos e **Projetado:** mais 20 a 30 segundos

Pontos	Técnicas	Tempo
1	1 – Polegar (alavanca) 2 – Indicador (articulação dobrada) 3 – Extremidade arredondada da caneta (pressionar)	20 segundos Repetir alternando com pontos dolorosos
2	1 – Polegar (alavanca) 2 – Indicador (articulação dobrada) 3 – Extremidade arredondada da caneta (pressionar)	20 segundos em cada um
3	1 – Polegar (alavanca) 2 – Indicador (articulação dobrada) 3 – Suporte para reflexologista (pressionar) 4 – Extremidade arredondada da caneta (pressionar)	20 a 30 segundos
4	1 – Polegar (alavanca) 2 – Indicador (articulação dobrada)	30 segundos em cada ponto
5	1 – Polegar (alavanca) 2 – Indicador (articulação dobrada)	30 segundos em cada ponto
6 A – 6 B – 6C	1 – Polegar (balancinho) 2 – Indicador (balancinho)	30 segundos em cada ponto
7A (em ângulo reto) 7B (projetado p/ cima)	1– Polegar (alavanca) 2 – Indicador (articulação dobrada) 3 – Suporte para Reflexologista (pressionar) 4 – Extremidade arredondada da caneta (pressionar)	Reto: 20 a 30 segundos Projetado: 20 a 30 segundos
8 (âng. reto e projetado para cima)	1– Polegar (alavanca) 2 – Indicador (articulação dobrada) 3 – Suporte para Reflexologista (pressionar) 4 – Extremidade arredondada da caneta (pressionar)	Reto: 20 a 30 segundos Projetado: 20 a 30 segundos
9	1– Indicador (serrote)	20 a 30 segundos
10	1 – Polegar (alavanca) 2 – Indicador (articulação dobrada) 3 – Extremidade arredondada da caneta (pressionar)	20 segundos
11	1 – Polegar (alavanca) 2 – Indicador (articulação dobrada)	30 segundos

Mapas e Tabela para Plastificar

Tire cópia dos mapas das *Áreas Reflexas para colorir* (página 51) e *Pontos Reflexos para colorir* (página 58) e da tabela *Distúrbios, Áreas e Pontos* (página 64).

Pinte os mapas, reduza ou amplie no tamanho que lhe for mais conveniente e coloque-os numa folha junto com a tabela, como exemplificado a seguir:

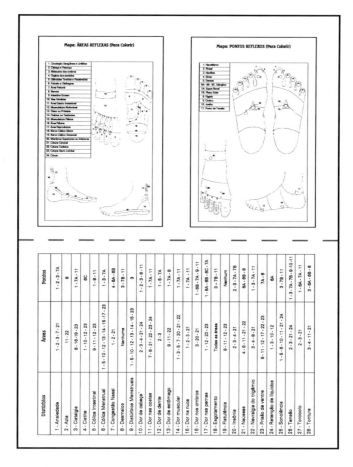

DOBRE E PLASTIFIQUE PARA PODER TÊ-LOS SEMPRE CONSIGO.

5.
Como Tratar os Distúrbios

Uma vez que estas orientações bem entendidas, poderemos colocar em prática os ensinamentos deste livro na aplicação da Reflexologia Podal para ajudarmos s nós mesmos e aos outros, em casos de emergência e na indisponibilidade de medicamentos ou aparelhos apropriados.

Não explicamos aqui princípios de Fisiologia e Anatomia, o que fornecemos são, como chamamos carinhosamente nas técnicas complementares, de "receitas de bolo", que quando corretamente aplicadas, produzem resultados melhores do que o esperado.

A seguir, uma tabela com 28 tipos de distúrbios, números de áreas e pontos correspondentes.

Distúrbios	Áreas	Pontos
1 - Ansiedade	1 - 2 - 3 - 7 - 21	1 - 2 - 3 - 7A
2 - Queimação no Estômago	11 - 22	8
3 - Dor no nervo ciático	8 - 16 - 18 - 19 - 23	1 - 7A - 11
4 - Dor ao urinar	1 - 10 - 12 - 23	6C
5 - Dor de barriga	9 - 11 - 12 - 23	1 - 8 - 11
6 - Cólica menstrual	1 - 5 - 10 - 12 - 13 - 14 - 15 -17 - 23	1 - 3 - 7A
7 - Nariz entupido	1 - 2 - 21	4 - 6A - 6B
8 - Desmaios	Nenhuma	3 - 7B - 11
9 - Distúrbios menstruais	1 - 5 - 10 - 12 - 13 - 14 - 15 - 23	3
10 - Dor de cabeça	2 - 3 - 4 - 21 - 24	1 - 2 - 3 - 8 - 11
11 - Dor nas costas	7 - 8 - 21 - 22 - 23 - 24	1 - 7A - 11
12 - Dor de dente	2 - 3	1 - 5 - 7A
13 - Dor de estômago	9 - 11 - 22	1 - 7A - 8
14 - Dor muscular	1 - 3 - 5 - 7 - 20 - 21 - 22	1 - 7A - 11
15 - Dor na nuca	1 - 2 - 3 - 21	1 - 7A - 11
16 - Dor nos ombros	3 - 20 - 21	1 - 6B - 7A - 9 - 11
17 - Dor nas pernas	1 - 12 - 20 - 23	1 - 6A - 6B - 6C - 7A
18 - Esgotamento	Todas as áreas	3 – 7B - 11
19 - Gases	9 - 11 - 12 - 23	Nenhum
20 - Insônia	2 - 3 - 4 - 21	2 - 3 - 7A - 7B
21 - Ânsia de vômito	4 - 9 - 11 - 21 - 22	6A - 6B - 8
22 - Dor de ouvido	1	6B - 7A
23 - Intestino preso	9 - 11 - 12 - 17 - 22 - 23	7A - 8
24 - Retenção de líquidos	1 - 3 - 10 - 12	6A
25 - Sonolência	1 - 5 - 6 - 10 - 11 - 21 - 24	3 - 7B - 11
26 - Tensão nervosa	2 - 3 - 21 - 24	1 - 3 - 7A - 7B - 9 -10 -11
27 - Torcicolo	2 - 3 - 21	1 - 6A - 7A - 11
28 - Tontura	3 - 4 - 11 - 21	3 - 6A - 6B - 8

Distúrbios: Exercícios para Completar e Colorir

Para facilitar a memorização de cada um dos distúrbios a serem tratados, encontraremos nas páginas subseqüentes, o nome do distúrbio, 2 quadros e os mapas das áreas e pontos.

Baseados na tabela: *Distúrbios – Áreas – Pontos*, na página 64, trabalharemos da seguinte forma:

1º Quadro: Preencher nos quadradinhos os números das *Áreas* a serem trabalhadas e colorir nos pezinhos abaixo do 1º quadro as áreas utilizadas para esse distúrbio.

2º Quadro: Preencher nos quadradinhos os números dos *Pontos* a serem trabalhados e colorir nos pezinhos abaixo do 2º quadro os pontos utilizados para esse distúrbio.

Não Esqueça:

1) É importante que você utilize as mesmas cores que usou para colorir seus mapas, para não confundi-las. Isso vai facilitar sua memorização.

2) A técnica e o tempo utilizado foram mencionados nos capítulos anteriores e a maneira como estimular as áreas e pontos, está nas páginas 52 e 59.

Mostraremos a seguir um exemplo com o 1º distúrbio: Ansiedade.

EXEMPLO:
Distúrbio: ANSIEDADE

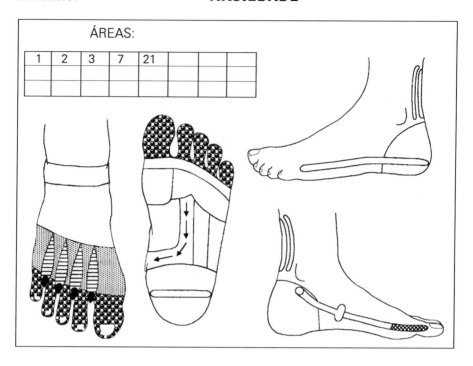

ÁREAS:

1	2	3	7	21		

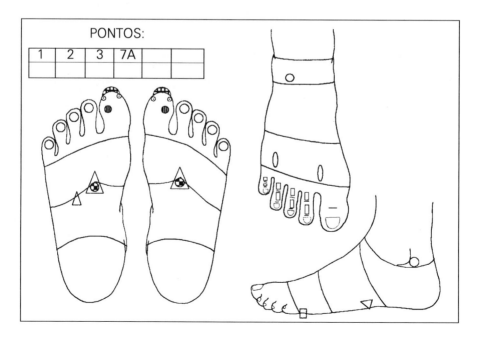

PONTOS:

1	2	3	7A		

EXEMPLO:
Distúrbio: **ANSIEDADE**

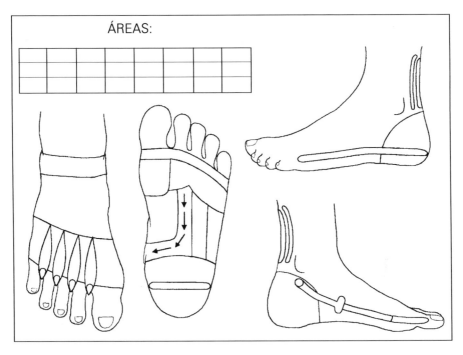

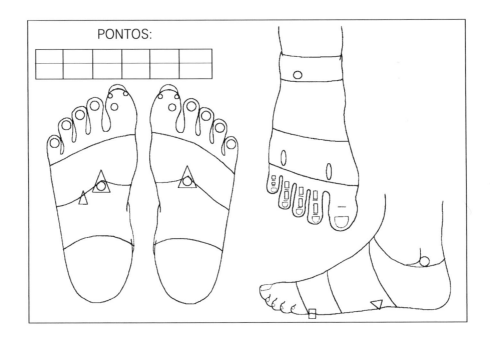

EXEMPLO:
Distúrbio: QUEIMAÇÃO NO ESTÔMAGO

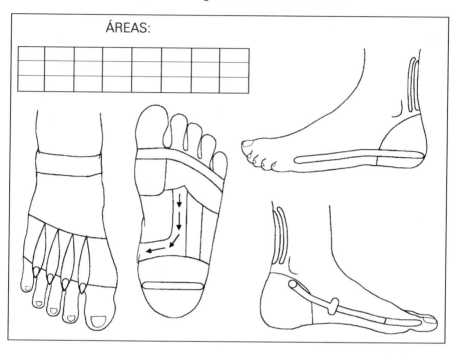

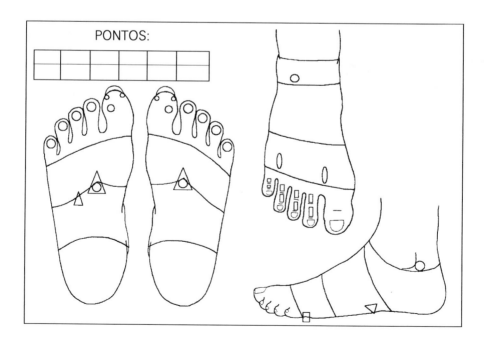

EXEMPLO:
Distúrbio: **DOR NO NERVO CIÁTICO**

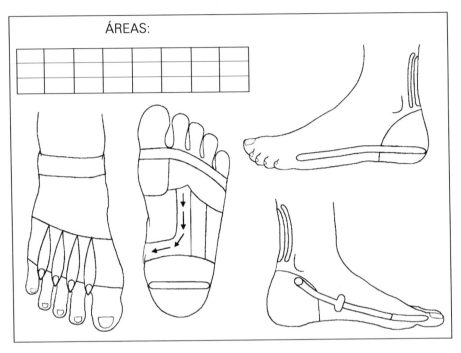

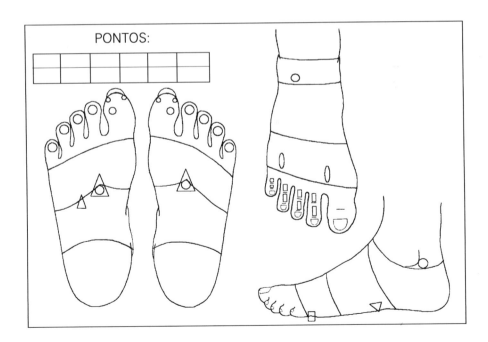

EXEMPLO:
Distúrbio: **DOR OU ARDÊNCIA AO URINAR**

ÁREAS:

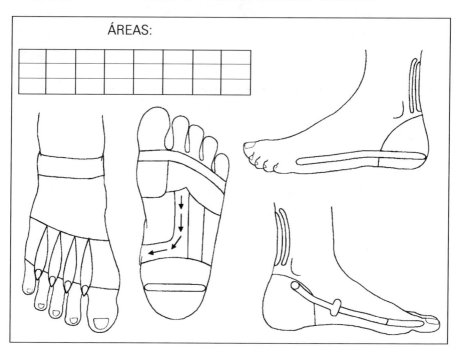

PONTOS:

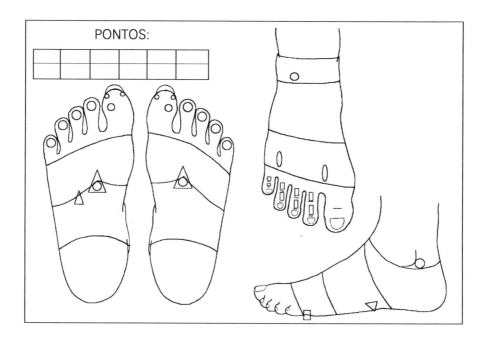

EXEMPLO:
Distúrbio: **DOR DE BARRIGA**

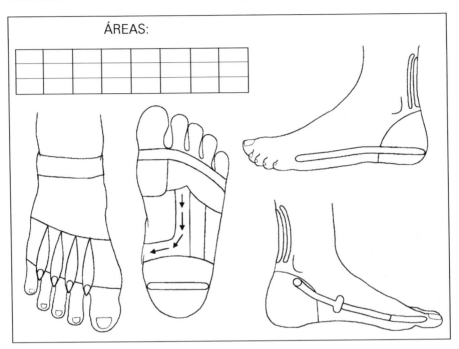

ÁREAS:

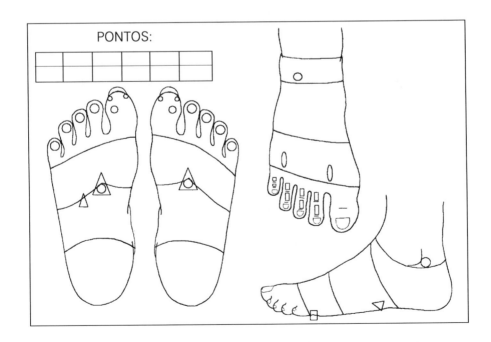

PONTOS:

EXEMPLO:
Distúrbio: ## CÓLICA MENSTRUAL

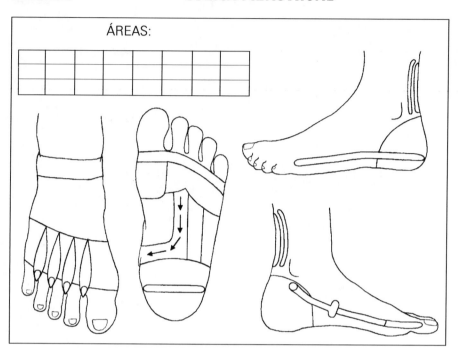

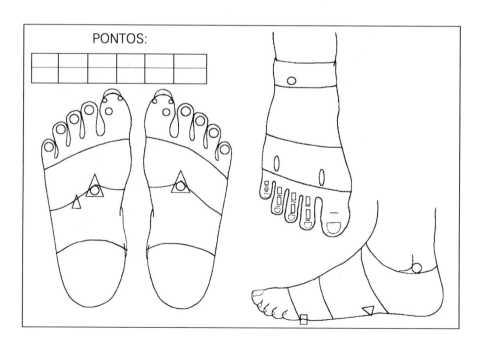

EXEMPLO:
Distúrbio: **NARIZ ENTUPIDO**

ÁREAS:

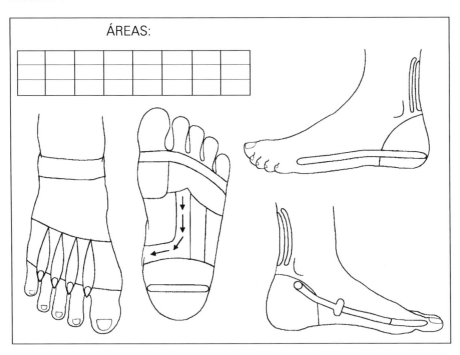

PONTOS:

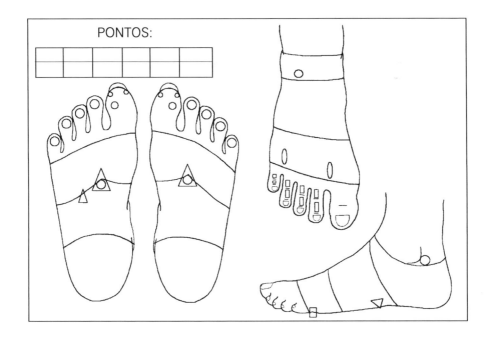

EXEMPLO:
Distúrbio: **DESMAIOS**

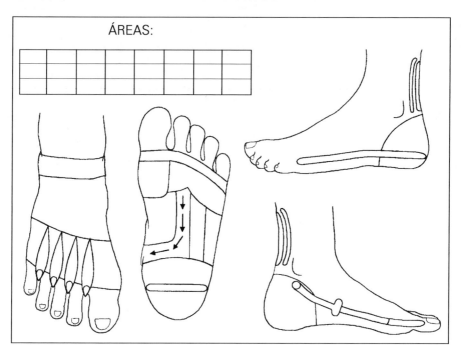

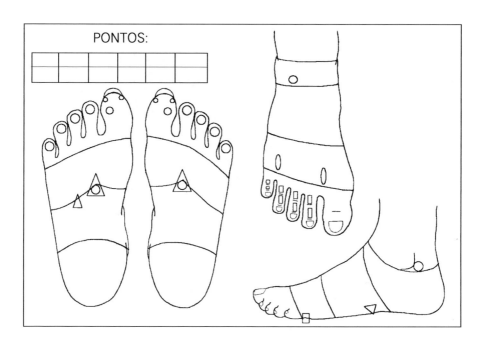

EXEMPLO:
Distúrbio: ## DISTÚRBIOS MENSTRUAIS

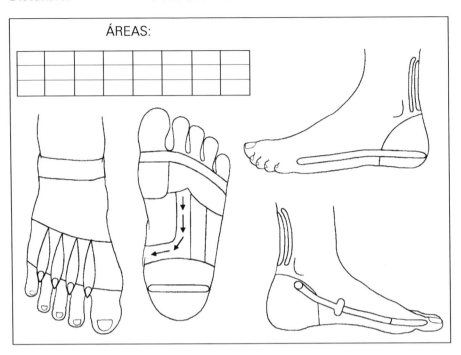

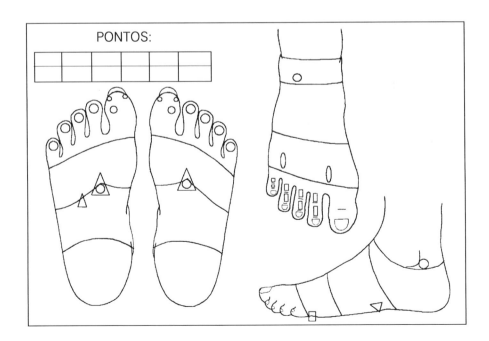

EXEMPLO:
Distúrbio: **DOR DE CABEÇA**

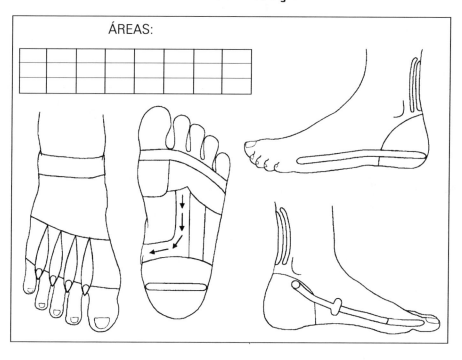

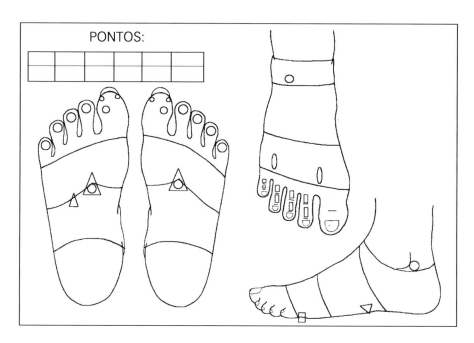

EXEMPLO:
Distúrbio: **DOR NAS COSTAS**

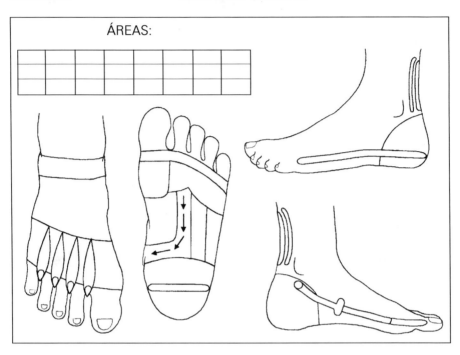

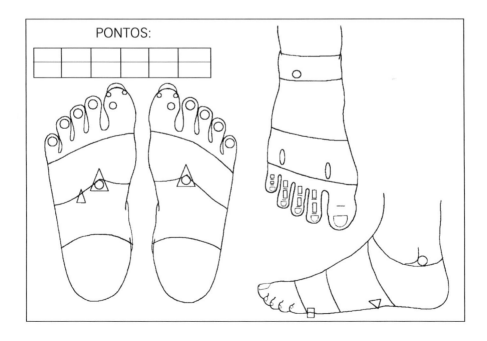

EXEMPLO:
Distúrbio: **DOR DE DENTE**

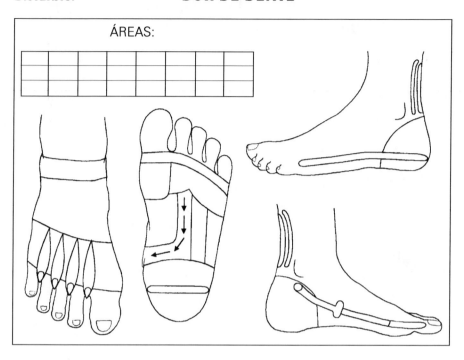

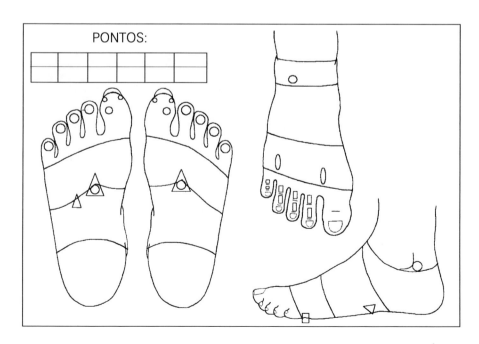

EXEMPLO:
Distúrbio: **DOR DE ESTÔMAGO**

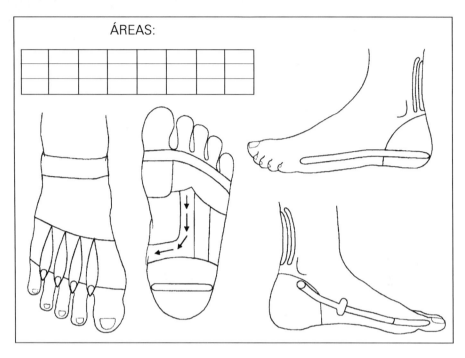

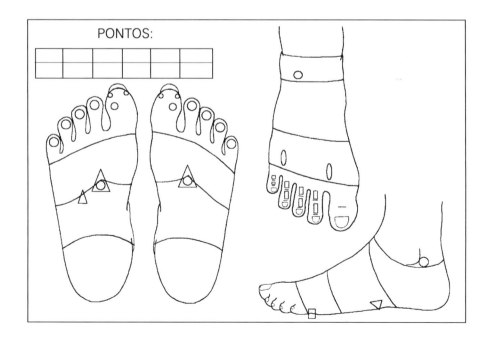

EXEMPLO:
Distúrbio: **DOR MUSCULAR**

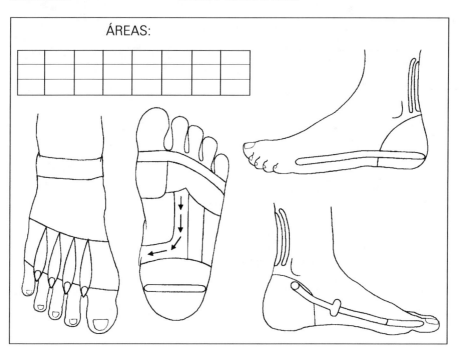

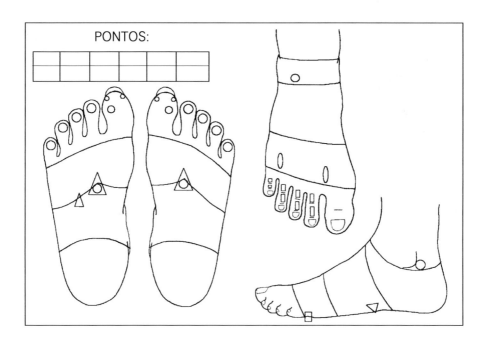

EXEMPLO:
Distúrbio: **DOR NA NUCA**

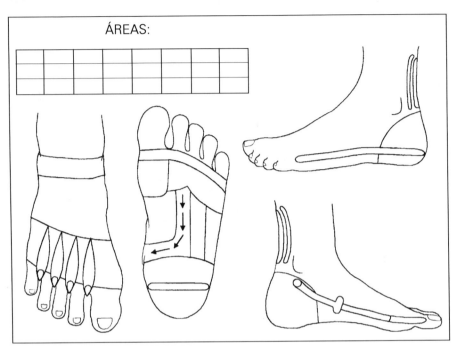

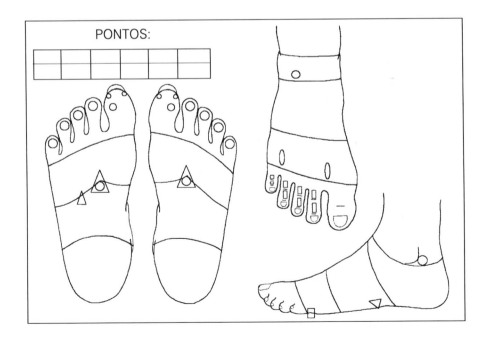

EXEMPLO:
Distúrbio: **DOR NOS OMBROS**

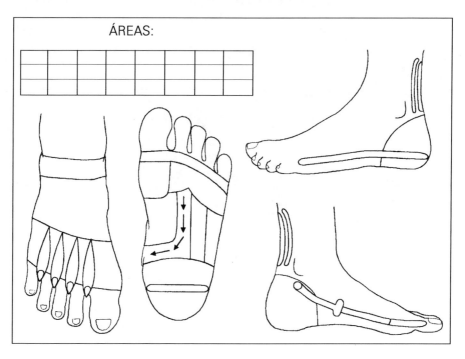

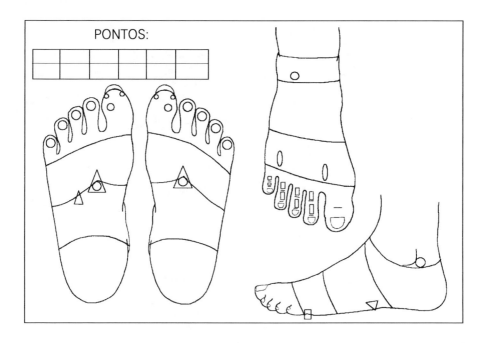

EXEMPLO:
Distúrbio: **DOR NAS PERNAS**

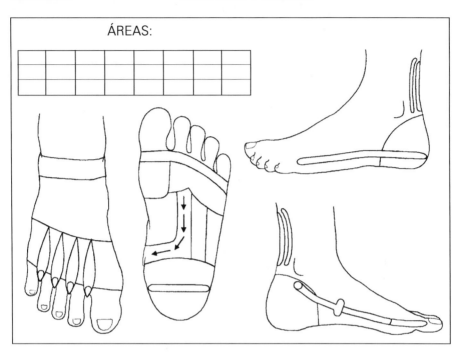

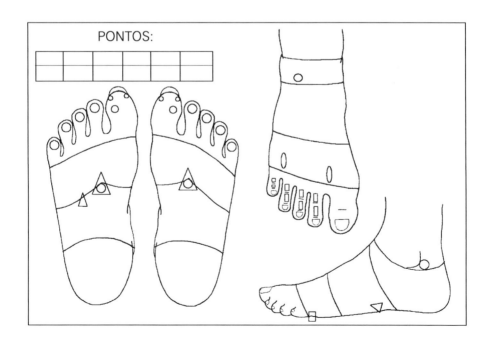

EXEMPLO:
Distúrbio: **ESGOTAMENTO**

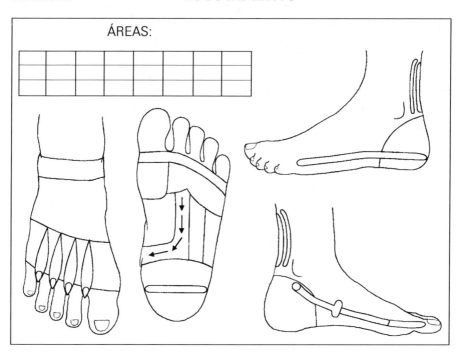

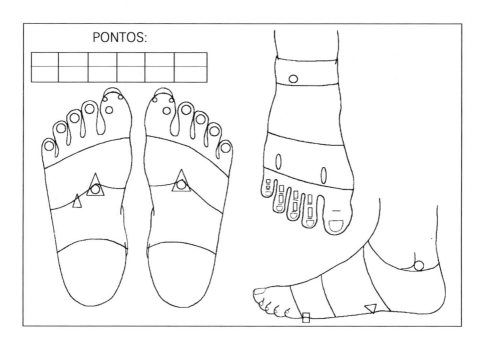

EXEMPLO:
Distúrbio: **GASES**

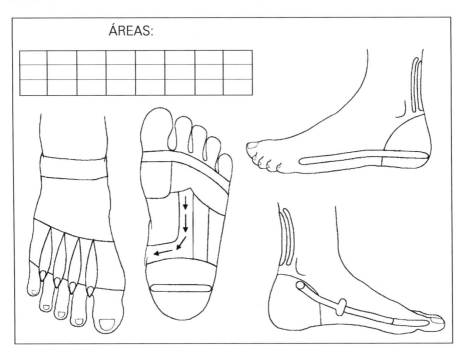

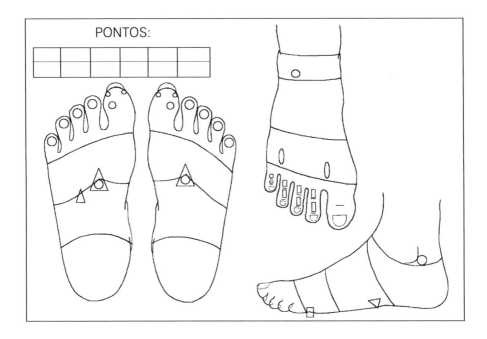

EXEMPLO:
Distúrbio: INSÔNIA

ÁREAS:

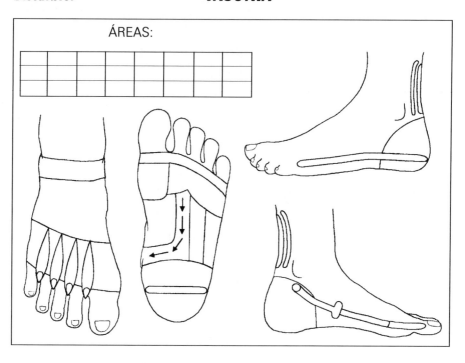

PONTOS:

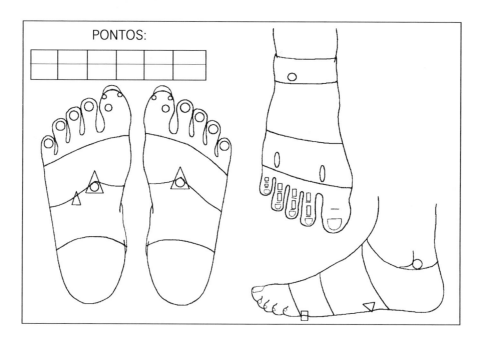

EXEMPLO:
Distúrbio: ÂNSIA DE VÔMITO

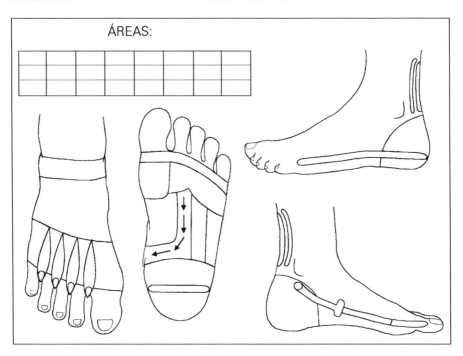

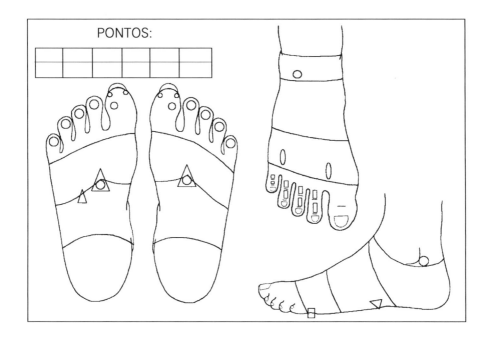

EXEMPLO:
Distúrbio: **DOR DE OUVIDO**

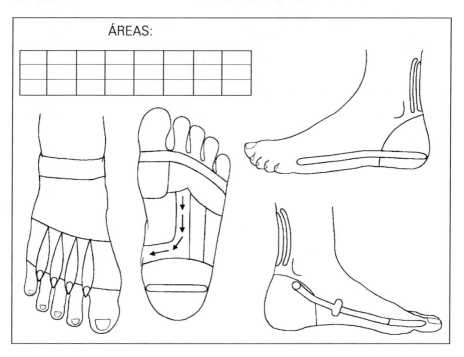

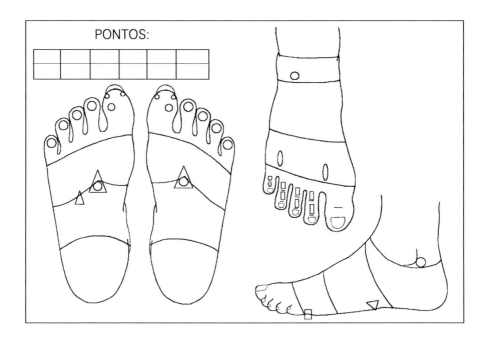

EXEMPLO:
Distúrbio: **INTESTINO PRESO**

ÁREAS:

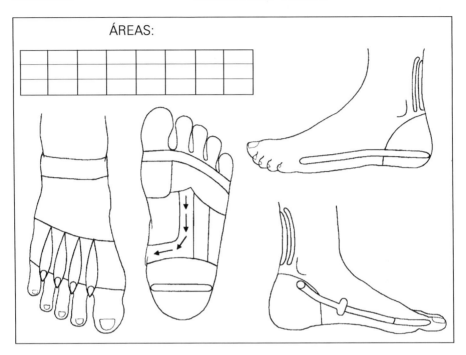

PONTOS:

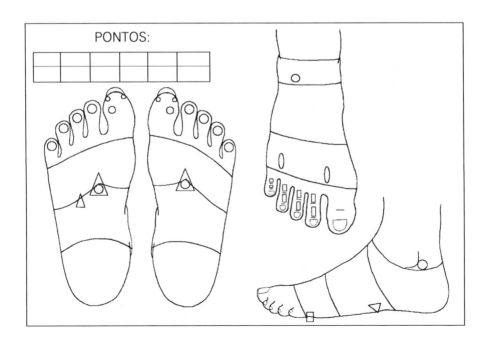

EXEMPLO:
Distúrbio: **RETENÇÃO DE LÍQUIDOS**

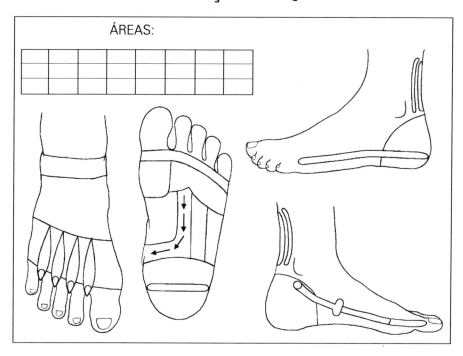

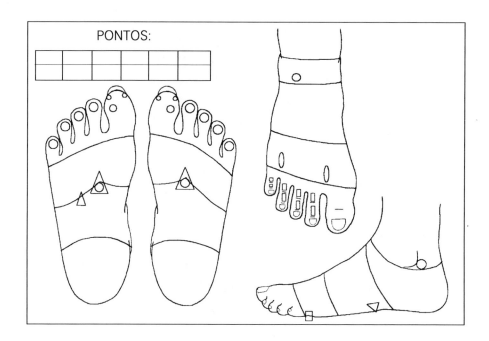

EXEMPLO:
Distúrbio: **SONOLÊNCIA**

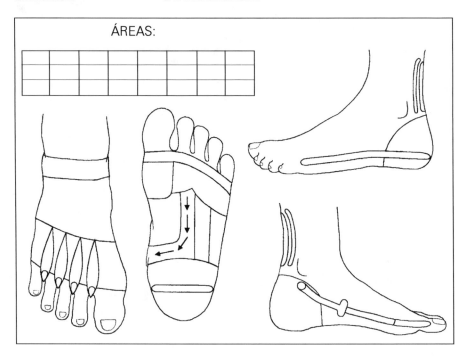

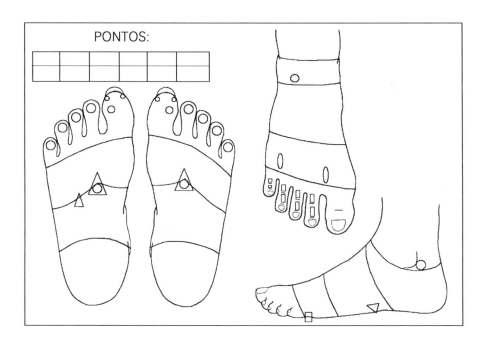

EXEMPLO:
Distúrbio: **TENSÃO NERVOSA**

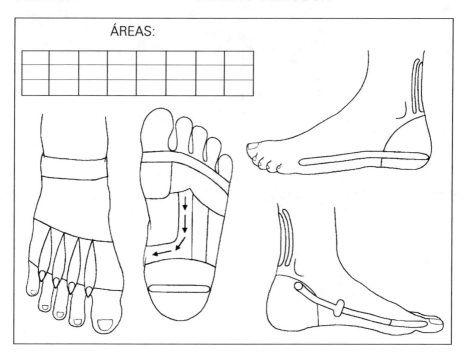

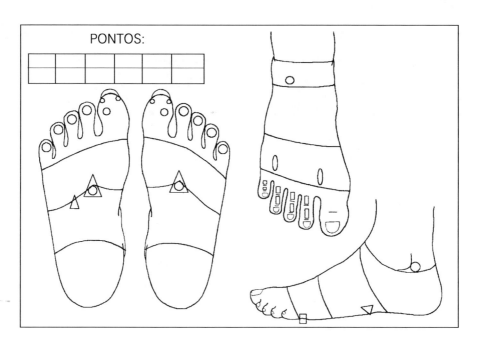

EXEMPLO:
Distúrbio: **TONTURA**

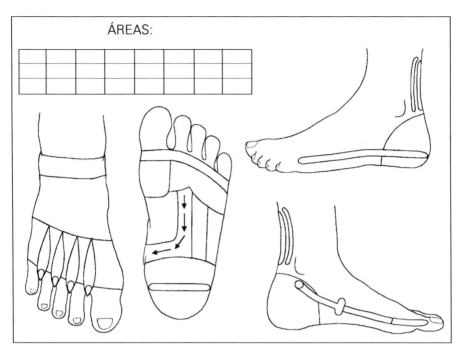

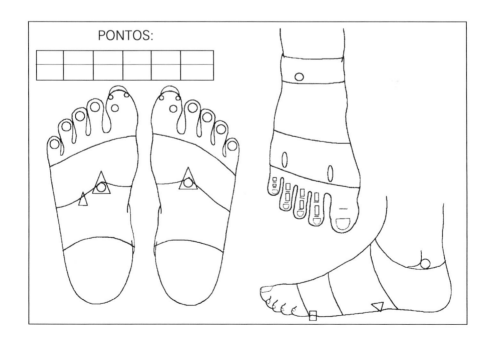

EXEMPLO:
Distúrbio: **TORCICOLO**

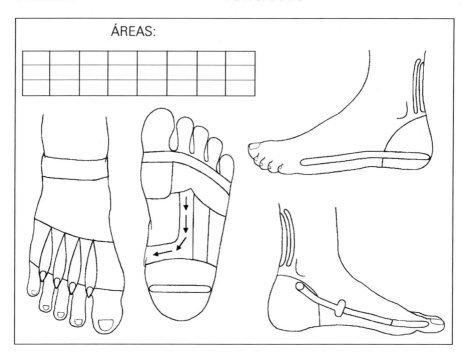

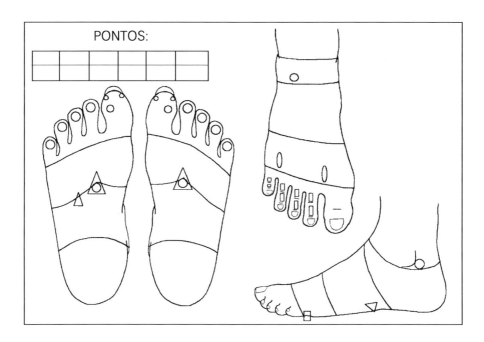

6.
TÉCNICAS DE RELAXAMENTO

Manobras de Relaxamento

Neste capítulo, mostraremos uma série de manobras que irão ajudá-lo a relaxar os pés e, consequentemente, todo o corpo. Através de técnicas de alongamento e liberação das regiões reflexas, as manobras de relaxamento poderão ser feitas antes da Técnica de Zonoterapia ou também no início, no fim ou entre uma estimulação e outra de primeiros socorros, quando a pessoa estiver tensa ou sentindo dor, a fim de relaxá-la e poder continuar o trabalho de estimulação.

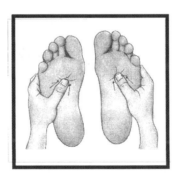

1 – Respiração como Harmonização no Plexo Solar – Pressione com os polegares o centro dos pés, próximo às almofadas superiores e empurre-os suavemente em direção ao paciente, ao mesmo tempo em que ele inspira. Quando ele expirar, puxe os pés delicadamente para você. Esta manobra trabalha simultaneamente os pés. Deve ser feita no início e, se necessário, no final de cada sessão.

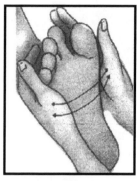

2 – **Soltando a Cintura Escapular** – Coloque as palmas de suas mãos em volta das laterais das articulações dos artelhos de um pé e, sem muita pressão, faça movimentos rápidos de vai-e-vem alternando as mãos. Repita no outro pé.

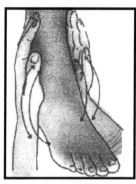

3 – **Soltando a Cintura Pélvica** – Coloque as palmas das mãos, sobre os maléolos (ossos laterais do tornozelo) e faça movimentos rápidos de sobe e desce, alternando as mãos e fazendo com que o pé balance solto, imitando o "rabo de um cachorro feliz". Repita no outro pé.

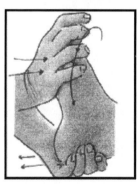

4 –**Alongando o Tendão** – Com a mão esquerda apoiada embaixo do calcanhar do pé esquerdo, puxe-o alongando-o, enquanto que a mão direita apoiada na almofada superior faz um movimento de rotação empurrando para frente e, em seguida, para a lateral externa, voltando à posição inicial e repetindo o movimento. Inverta as mãos para trabalhar o outro pé.

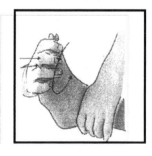

5 – **Liberando a Cintura Pélvica** – Faça pressão com a mão esquerda usando a curva entre o indicador e o polegar, contra a articulação do tornozelo em direção aos maléolos do pé esquerdo, enquanto a mão direita empurra o pé para a frente, e gire-o para fora numa suave rotação. No momento em que o pé estiver indo para fora, libere a pressão da mão esquerda, pressionando-a novamente quando o pé estiver sendo empurrado para a frente. Inverta as mãos para trabalhar o outro pé.

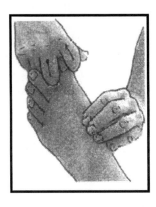

6 – Tracionando a Musculatura do Pescoço – Com o indicador e o médio dobrados como se fossem um "alicate", puxe com uma pressão média e faça uma suave rotação com o hálux. Repita no outro pé.

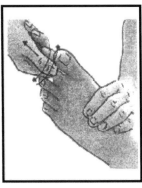

7 – Alongando a Musculatura do Pescoço – Com o indicador e o polegar, puxe cada artelho com uma pressão média, em suave rotação, como se fosse fazê-los estalar, sem que, necessariamente, isso venha a acontecer. Massageie cada um dos artelhos e repita no outro pé.

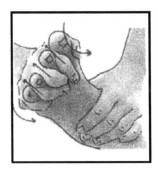

8 – Liberando a Tensão da Cabeça e Pescoço – Com os dedos entre os artelhos, junte-os com pressão, fazendo uma leve rotação e, sem abrir os dedos, deslize-os para fora dos artelhos. Repita no outro pé.

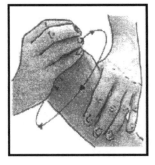

9 – Relaxando a Cabeça – Forme uma conchinha com a mão e coloque-a sobre os artelhos, com suave rotação. Repita no outro pé.

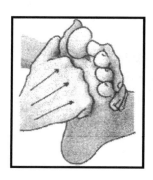

10 – Relaxando o Pulmão – Com a mão esquerda dando apoio sobre o dorso do pé esquerdo, e com a mão direita fechada, empurre a almofada superior suavemente até o limite da articulação, em movimento de vai-e-vem. Inverta as mãos para trabalhar o outro pé.

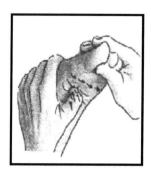

11 – Relaxando o Diafragma – Com a mão direita no dorso do pé esquerdo, puxe-o contra o polegar da mão esquerda, que pressionará e caminhará como "minhoca" na linha divisória da almofada superior no sentido do hálux para o 5º artelho, alternando com movimentos de puxa e solta da mão direita (que faz a pressão). Inverta as mãos para trabalhar o outro pé.

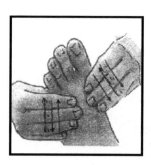

12 – Soltando as Costelas – Segure as articulações paralelas do pé com os polegares na almofada superior. Enquanto os dedos apoiam as mesmas articulações no dorso do pé, faça movimentos alternando uma articulação para cima e outra para baixo. Repetir em todas as articulações iniciando no hálux em direção ao 5º artelho. Repita no outro pé.

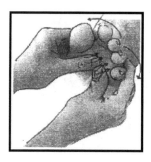

13 – Relaxando as Costelas – Com os polegares na almofada superior caminhe com "minhoca" e, ao mesmo tempo, pressione os espaços entre as articulações com intenção de separá-las. Use os outros dedos no dorso apenas como apoio sem nenhuma pressão. Repita no outro pé.

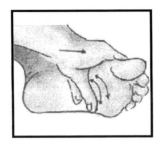

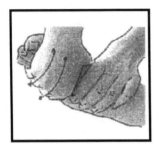

14 – Liberando as Vértebras da Coluna Vertebral
– Com as duas mãos juntas, segure a lateral interna do pé e inicie movimento de torção para cima, para baixo e para cima com uma das mãos próxima aos artelhos, enquanto a outra apenas segura o pé, dando apoio. Este movimento tem início próximo ao tornozelo e desliza com as mãos por seqüência de movimento até os artelhos. Repita no outro.

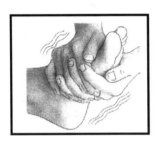

15 – Manobra do Abraço – Una os dedos colocando as palmas das mãos no dorso e na planta do pé como em um "abraço", e faça movimentos rotacionais com as mãos, sem descruzar os dedos. Repita no outro pé.

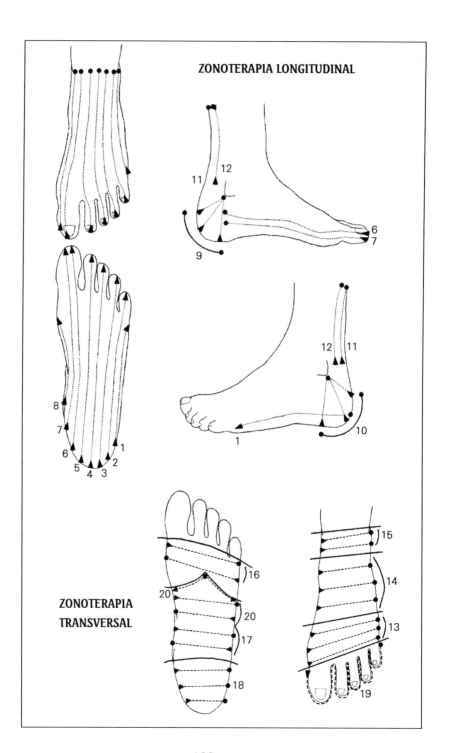

Usando a Zonoterapia

Estudando o princípio da Zonoterapia, aprofundamos esse conhecimento e hoje a usamos como técnica de relaxamento.

Primeiramente, dê sustentação ao pé que vai ser trabalhado, apoiando o calcanhar sobre a sua mão e estimule com o polegar da outra mão para realizar a subida pela área plantar. Nesta manobra, você poderá usar qualquer uma das mãos ou alterná-las de acordo com o seu conforto.

Para realizar a descida pela área dorsal, você poderá descansar o pé do paciente sobre a sua perna usando a Técnica de Suporte nº 5.
Com movimentos suaves e uma pressão média, siga a seqüência dos números que está no desenho da página anterior.

Começando pelo nº 1 até o nº 7, e acompanhando as flechas, usaremos a técnica da "minhoca", subindo pela área plantar com o polegar e descendo pela área dorsal com o indicador, sendo que o número 1 percorre a lateral externa do pé na área dorsal, e os números 6 e 7 percorrem a lateral interna do pé, também na área dorsal.

O número 8 é trabalhado apenas na área plantar.

O nº 9 começa na lateral interna do pé, a partir do calcanhar em direção ao maléolo, em 3 linhas e o nº 10, também com 3 linhas, na lateral externa do calcanhar em direção ao maléolo externo. Usando o polegar em forma de "minhoca" ou o indicador, médio e anular em foma de "minhoca", trabalhamos simultaneamente os nºs 9 e 10.

O nº 11 é trabalhado sobre o tendão de Aquiles e o 12 numa canaleta situada entre o tendão de Aquiles e o músculo da perna, até o final da canaleta, sendo que esses dois números são trabalhados em forma de beliscão suave, usando o polegar e o indicador.

Os nºs 13 e 14 vão de uma lateral à outra, independentemente do lado em que se começa. Trabalha-se com o indicador, médio e anular juntos em forma de "minhoca".

O nº 15 – abaixo do maléolo, é trabalhado de uma lateral à outra, usando o indicador e anular juntos em forma de "minhoca".

Os nºs 16 e 17 são trabalhados com os polegares das duas mãos simultaneamente, um em sentido contrário ao outro, sempre começando em uma lateral do pé e terminando na outra.

O nº 18 é trabalhado de uma lateral à outra, independentemente do lado que se comece com o polegar em forma de "minhoca".

O nº 19 é trabalhado com o polegar em forma de "minhoca", em torno dos artelhos, começando a partir do hálux para o 5º artelho.

O nº 20 também é trabalhado com o polegar em forma de "minhoca", alternando as mãos, começando pelas laterais, seguindo a linha da almofada superior em direção ao centro, fazendo um pequeno estímulo no ponto central.

Fazer uma seqüência em cada pé alternadamente até completar 3 seqüências.

Observação: Se você quiser pode fazer uma "minhoca" suave com os dedos indicador, anular e médio, subindo do tornozelo para o joelho em toda a perna. Isso ajuda a melhorar os sistemas linfático e circulatório.

A Persistência — Uma História

Um homem investe tudo o que tem numa pequena oficina. Trabalha dia e noite, chegando a dormir na própria oficina.

Para manter a oficina, empenha as jóias da própria esposa.

Quando apresenta o resultado final de seu trabalho a uma grande empresa, dizem-lhe que seu produto não atende ao padrão de qualidade exigido.

O homem desiste?

Não! Volta à escola por mais dois anos, sendo vítima da maior gozação por parte dos seus colegas e de alguns professores que o tacham de "visionário".

O homem fica chateado?

Não!

Após dois anos, a empresa que o recusou finalmente fecha contrato com ele.

Durante a guerra, sua fábrica é bombardeada duas vezes, sendo que grande parte dela é destruída.

O homem se desespera e desiste?

Não!

Reconstrói sua fábrica, mas um terremoto novamente a arrasa.

Essa é a gota d'água e o homem desiste?

Não!

Imediatamente após a guerra segue-se uma grande escassez de gasolina em todo o país e este homem, como todos os outros, não pode sair de automóvel nem para comprar comida para a família.

Ele entra em pânico e desiste?

Não!

Criativo, ele adapta um pequeno motor à sua bicicleta e sai as ruas.

Os vizinhos ficam maravilhados e todos querem também as chamadas "bicicletas motorizadas".

A demanda por motores aumenta muito e logo ele fica sem mercadoria.

Decide então montar uma fábrica para essa novíssima invenção.

Como não tem capital, resolve pedir ajuda para mais de quinze mil lojas espalhadas pelo país. Como a idéia é boa, consegue apoio de mais ou menos cinco mil delas, que lhe adiantam o capital necessário para a fábrica.

Encurtando a história: hoje a Honda Corporation é um dos maiores impérios da indústria automobilística japonesa, conhecida e respeitada no mundo inteiro.

Tudo porque o Sr. Soichiro Honda, seu fundador, não se deixou abater pelos terríveis obstáculos que encontrou pela frente.

Portanto, se você adquiriu a mania de viver reclamando, pare com isso!

O que sabemos é uma gota d'água. O que ignoramos é um oceano.

Não desanime: vamos acordar todo dia como se estivéssemos descobrindo um mundo novo.

Uma Palavra Final

É muito difícil expressar em palavras, toda a alegria e satisfação pessoal que obtive aplicando essa técnica e ouvindo os comentários dos que a aplicaram e dos que a receberam.

Quando comecei a ministrar o Curso de Primeiros Socorros, hoje com o nome de Noções Básicas em Reflexologia Podal, notei a grande diversificação que havia entre os alunos; de donas de casa a médicos; de analistas de sistema a advogados, mas uma coisa me chamava atenção: assim como você, que se identificou com essa técnica, todos tinham algo em comum - um "dom", o interesse e o desejo de ajudar não só a si mesmos, mas, principalmente, de ajudar outras pessoas, familiares, amigos ou mesmo pacientes.

Um dia tive um sonho: ter um hospital de Reflexologia onde pudesse fazer milhares de atendimentos por mês. Com a ajuda de Jeová, realizei o sonho de fazer esses atendimentos. Mas não apenas em um lugar físico, como eu imaginava – hoje milhares de atendimentos são feitos por mim junto com alunos meus, extensões da minha mão e do meu coração. Atendemos de norte a sul e do leste ao oeste do nosso país. Hoje a Reflexologia já chegou até em áreas indígenas. E também a vários países: Áustria, Suécia, Alemanha, Estados Unidos, Inglaterra, Espanha, Itália, Portugal e Chile, onde pessoas que amam o outro, a Deus e a si mesmos, usam a Reflexologia para levar mais saúde, paz e felicidade para todos.

Espero que esse livro seja uma porta que se abre para que você também participe dessa dávida que Deus me deu e que tornou o meu sonho realidade.

"Que Deus abençoe a todos os que usam e aprimoram o seu dom de ajudar e amar o próximo."

IOR - Instituto Osni Lourenço de Reflexologia e Pesquisa
R. Tenente Gomes Ribeiro 78 conj. 91 / Vila Clementino
(ao lado do metrô Santa Cruz)
04038-040 São Paulo - SP
Telefone: (11)50836007 / Whatsapp: 11965750027
Email: ior@metodoior.com / Site: www.metodoior.com

Sobre o Autor

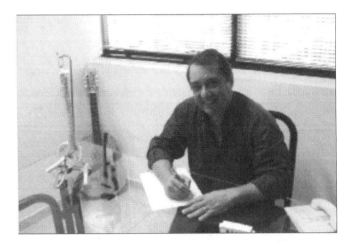

Osni Tadeu Lourenço é Presidente da ABRP (Associação Brasileira de Reflexologia e Pesquisa), Presidente e Diretor de Pesquisa do IOR (Inst. Osni Tadeu de Reflexologia e Pesquisa), membro do ICR (International Council of Reflexology - EUA) e membro e representante no Brasil da FUNDARE (Foundation for Fundamental Dactylogical Reading), com sede na Holanda.

Com estudos pioneiros, embasados em pesquisas do professor holandês Imry Somogy, Osni ampliou e desenvolveu potenciais em Reflexoterapia, criando um sistema de diagnóstico da personalidade sucinto através da observação da constituição dos pés. Seus estudos resultaram na criação de um método exclusivo, denominado "Psicoreflexoterapia", que avalia o estado emocional do paciente, identifica traumas antigos e realiza o tratamento através dos pés.

Anotações e Sugestões

Anotações e Sugestões

Leia da Editora Ground

SHIATSU FACIAL
A arte do rejuvenescimento
Aridinéa Martins Vacchiano

Explica de forma didática a técnica do Shiatsu Facial, pouco conhecida no Brasil, apresentando tratamento e prevenção com massagens e exercícios que visam auxiliar o rejuvenescimento. O texto é fruto da experiência da autora em consultório, e de muita pesquisa, objetivando ajudar a amenizar as dores da alma que se manifestam no físico

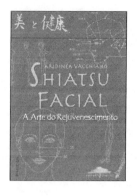

DO-IN PARA CRIANÇAS (7ª edição atualizada)
Guia prático para pais, professores, orientadores e terapeutas
Juracy Cançado

Ilustrado com inúmeras fotos e desenhos, esta obra informa minuciosamente sobre os pontos energéticos chineses desde a gestação até a fase escolar. São abordados todos os pontos de autotratamento que as crianças podem praticar assim como o melhor momento para a iniciação.

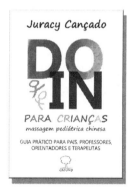

DO-IN (34ª edição - revista)
Técnica oriental de auto-massagem
Jacques de Langre

Primeiro livro publicado sobre esta técnica de auto-massagem no Brasil. Ensina ao leitor exercícios simples que produzirão resultados altamente benéficos ao seu corpo e mente. A prática desses exercícios requer apenas alguns poucos minutos diários.

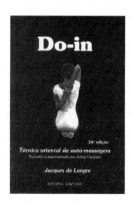

Leia da Editora Ground

MANUAL DE MASSAGEM AYURVÉDICA
Técnicas indianas tradicionais para o equilíbrio do corpo e da mente
Harish Johari

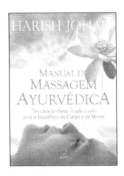

A massagem ayurvédica age nos níveis mental e físico, transmitindo uma energia vitalizadora que ajuda todos os sistemas do corpo na sua recuperação e renovação. Apresentando uma introdução abrangente sobre sua história e antiguidade, este livro torna essa técnica acessível ao principiante e detalha aprofundamentos para os massagistas mais experientes.

PULSOLOGIA
Arte e Ciência do Diagnóstico na Medicina Oriental
Celso Yamamoto

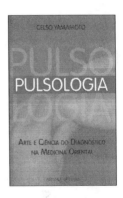

Obra que descreve 28 tipos de pulso diferentes, cada um capaz de informar sobre o estado das energias vitais do corpo e conseqüentemente sobre sua condição de saúde.

O TOQUE DA CURA
Alice Burmeister com
Tom Monte (Organizador)

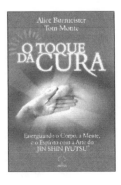

Este guia, escrito com clareza e simplicidade, contém instruções detalhadas para a prática do Jin Shin Jyutsu, individualmente ou para ser aplicado a uma outra pessoa. São ensinados dezenas de exercícios para enfermidades específicas e para o bem-estar geral. É o único livro publicado sobre esta arte-cura.